Natacha Duhaut
Béatrice Thibault

Vivons sans lait pour vivre mieux

Préface du Docteur Jean-Pierre Willem

ANAGRAMME
éditions

Remerciements

Nous remercions les entreprises de la filière bio qui ont très aimablement répondu à nos questions : La Mandorle, Soy et Le Sojami.

Credit photos : Cadmium (stylisme des recettes et photos), PhotoAlto, BananaStock, Corel

Mise en page : Yamina Sadki

Dépôt légal 2er trimestre 2007
ISBN 978-2-35035-108-7
Imprimé en France par Impression Design
F-92100 Boulogne - 33 (1) 46 20 57 57

Edité par ANAGRAMME éditions
48, rue des ponts
F-78290 Croissy sur Seine
33 (1) 39 76 99 43
info@anagramme-editions.fr

www.anagramme-editions.fr

Sommaire

Le sucré

Préface du Docteur Jean-Pierre Willem

Manger bio, s'habiller équitable, se faire masser avec des huiles essentielles... font aujourd'hui partie des occupations favorites de ceux qui « sont au parfum ». La « bio attitude » s'affiche chez les « people » et dans les plus grands restaurants.

Par ailleurs, aucune raison objective ne permet de justifier l'alimentation industrielle: ni son goût, ni ses qualités nutritionnelles... ni son faible coût. Pourquoi, alors, faudrait-il avoir de bonnes raisons pour manger bio ? La bio s'adresse aux gens simples qui ont l'esprit indépendant, bref, aux gens normaux. Faire le choix de la bio, c'est avant tout une question de culture, et l'argent n'a rien à voir là-dedans.

La qualité des aliments biologiques eux-mêmes est mise en avant par un nombre croissant de publications. Même si les recherches en ce domaine restent trop rares, on sait par exemple que beaucoup de produits bio renferment des teneurs en vitamine C plus élevées que les aliments issus de l'agriculture intensive. Le magnésium présente lui aussi fréquemment des teneurs supérieures dans les pommes de terre biologiques. Le zinc est plus abondant dans l'orge biologique. L'acide salicylique, qui réduit les risques d'athérosclérose chez l'homme, a été retrouvé dans des quantités presque six fois supérieures dans des légumes biologiques comparés aux légumes conventionnels. D'autres molécules comme les polyphénols ou les stérols, utiles pour la santé de l'homme, sont produits en quantités différentes selon les modes de cultures. L'Agence française de sécurité sanitaire des aliments (Afssa) reconnaît officiellement dans un rapport consacré à l'évaluation sanitaire des aliments biologiques que « *Le mode de production biologique, en proscrivant le recours aux produits phytosanitaires de synthèse, élimine les risques associés à ces produits pour la santé humaine et concourt à une moindre pollution environnementale.* »

Notre façon de manger influence notre santé, dans un bon ou dans un mauvais sens. Une alimentation mal conçue conduit à certaines maladies. Mais quelle est la diététique idéale?
En s'appuyant sur les découvertes récentes réalisées dans les diverses branches de la médecine et de la biologie, **l'alimentation moderne exerce ses effets néfastes**, en conjonction avec d'autres facteurs génétiques et environnementaux. Les multiples étapes qui mènent de l'état normal à l'état pathologique apparaissent clairement.
La notion classique d'une diététique quantitative, basée sur le nombre de calories et l'équilibre entre glucides, lipides et protides, est aujourd'hui remplacée par un nouveau concept : celui d'une **diététique qualitative, fondée sur la structure des molécules**. Il faut écarter celles que l'organisme ne peut pas métaboliser et conserver celles accessibles à l'action de nos enzymes.

Malgré les progrès de la médecine, on constate **l'apparition croissante des pathologies allergiques, auto-immunes, dégénératives**.

Considérons **le lait de vache** : certains enfants et certains adultes développent une intolérance au lait de vache, marquée par des troubles digestifs aigus à chaque ingestion du produit. De tels individus peuvent être considérés comme chanceux, car ils s'arrêtent de consommer un aliment dont la prise chronique peut avoir des conséquences néfastes.
Si l'on explore la littérature, on constate que **le lait de vache et ses dérivés ont été incriminés dans diverses maladies**.
Contrairement à une croyance très répandue, **la suppression des produits laitiers n'entraîne pas une carence en calcium**, et ceci pour deux raisons :

- Les laits animaux, surtout le lait de vache, sont certes fort riches en calcium, mais seule une petite fraction de celui-ci est absorbée par l'intestin grêle humain. L'immense majorité du calcium est précipitée sous forme de phosphate de calcium insoluble et éliminé dans les selles. Ce phénomène est bienvenu, car les quantités de calcium contenu dans le lait de vache sont beaucoup trop fortes pour les besoins de l'homme.

- Le calcium est très abondant dans le sol et sera donc fourni en qualité largement suffisante par les légumes, les légumineuses, les crudités et les fruits.

Certains spécialistes ont proposé d'apporter des **modifications au lait de vache**, afin qu'il ressemble davantage au lait humain. Ainsi ont été préparés les **laits maternisés**. On change les proportions de certaines protéines, on supprime certains glucides remplacés par du lactose, on ajoute certains acides gras poly-insaturés, on rajuste le taux de diverses vitamines et des divers minéraux. Ces laits maternisés offrent quelques ressemblances avec le lait de femme. Malheureusement, **il persiste des différences majeures** dues au fait que des protéines bovines sont introduites dans un tube digestif programmé pour traiter des protéines humaines.

Le lait de femme est le seul aliment réellement adapté aux besoins du nouveau-né et du jeune enfant. Ceci est une conséquence logique des lois de Darwin et des pressions de sélection exercées pendant des millions d'années.

- Les lois de Darwin nous suggèrent que **le lait de femme** est fort bien adapté aux besoins du **jeune enfant**, alors que le **lait de vache**, fort bien adapté aux besoins du **jeune veau**, ne convient pas pour l'homme. Les quatre estomacs du veau disposent d'un arsenal enzymatique autre que celui de l'unique estomac humain. D'autres divergences existent pour les enzymes biliaires, pancréatiques et intestinales.
- Le lait de vache permet au veau de fabriquer rapidement beaucoup d'os, mais peu de cervelle. L'homme, au contraire, s'accommode d'une **croissance osseuse lente**, mais doit développer un **cerveau volumineux et complexe**. Il n'est donc pas tellement surprenant que le **QI des enfants** nourris au lait maternel soit en moyenne plus élevé que celui des enfants nourris au lait de vache.
- La plupart des Occidentaux, après avoir consommé des laits animaux pendant leur enfance, continuent à absorber de multiples produits laitiers **durant toute leur vie**. C'est là une situation artificielle, bizarre, créée par l'homme et **jamais rencontrée dans la nature**. Il n'est pas étonnant qu'elle puisse avoir des **conséquences néfastes**.

Dès lors que le lait de vache est écarté, il faut trouver des alternatives. Dans leur livre, Natacha Duhaut et Béatrice Thibault nous proposent de découvrir **toute une gamme de laitages végétaux** (soja, riz, amandes, avoine, quinoa...) et des solutions savoureuses pour ceux qui souffrent d'intolérances et d'allergies alimentaires. Toutefois, je mets en garde sur la prise de soja chez les garçons. Le soja recèle des phyto-oestrogènes qui pourraient interférer avec la mise en place de leur système hormonal.

Au travers des âges, les aliments ont connu des mutations génétiques qui ne concordent pas avec l'évolution de l'homme et son code génétique. Cette discordance génère une litanie d'effets délétères. C'est ainsi que les céréales ont connu d'immenses transformations en particulier le blé et le maïs qui ont vu se modifier la structure de leurs protéines ; ils sont devenus dangereux surtout lorsqu'ils sont cuits. Ils perdent leurs vitamines et génèrent des corps de Maillard (autrement dit du tissu dégénératif). On peut privilégier le petit épeautre qui est un blé ancestral. Il est tolérable s'il est consommé cru, de même l'orge, le seigle et l'avoine.
Le riz est resté semblable à sa forme sauvage préhistorique. Il n'est jamais toxique. Le sarrasin et le sésame sont fort bien tolérés par les humains

Pour vous retrouver dans toutes ces notions nouvelles, je vous recommande ce livre de Natacha Duhaut et Béatrice Thibault, deux journalistes spécialistes de l'alimentation bio. Vous y trouverez un développement clair et bien documenté sur les alternatives végétales aux produits laitiers, des interviews de producteur de « laits » végétaux biologiques, ainsi que des recettes « bio » faciles et gourmandes.

Nous sommes entrés dans une ère nouvelle. Notre santé est devenue primordiale. Nous voulons être en forme, avoir une belle silhouette, être performants.

Alors, lisez cet ouvrage, c'est une mine d'or. Vous en tirerez un grand bien.

Jean-Pierre WILLEM

Avant-propos

Jamais l'humanité n'a autant consommé de produits laitiers

On voudrait nous faire croire que la consommation quotidienne de produits laitiers (lait, yaourts, beurre, crème fraîche) est non seulement naturelle, mais aussi nécessaire à une bonne santé...
C'est ignorer que l'Homme a vécu près de 2 millions d'années sans absorber le moindre laitage, du moins après la période d'allaitement de l'enfant. Les laitages, en particulier d'origine bovine, font partie de l'alimentation quotidienne de l'humanité depuis fort peu de temps au regard de ses 1,8 millions d'années d'existence (premières espèces du genre « homo »), ou si l'on préfère, des 200.000 ans d'existence de l'Homo sapiens !
Que ce soit sous forme de lait, de lait caillé ou de fromage, les laitages ont fait leur entrée parmi les nourritures humaine voilà 9.000 ans seulement, avec les débuts de la sédentarité et de l'élevage, au Néolithique.
Depuis, la place des produits laitiers (de vache, chèvre, brebis, yaks, jument, ânesse, chamelle...) dans la nourriture a connu de nombreuses fluctuations, selon les civilisations, les cultures, les zones géographiques... Quoi qu'il en soit, les niveaux de consommation n'ont jamais atteint, dans toute l'histoire de l'humanité, ceux d'aujourd'hui. **C'est au cours des 150 dernières années, et plus encore des 6 dernières décennies, que la place des laitages sur nos tables a littéralement explosé**.
Ceci, tout particulièrement dans nos sociétés occidentales, car près des deux tiers de la population mondiale ne consomme pas (ou rarement) de produits laitiers d'origine animale... et ne s'en porte pas plus mal.

Revenons sur **l'explosion récente** de la consommation de produits laitiers de vache, **en un siècle et demi** :

Le fromage

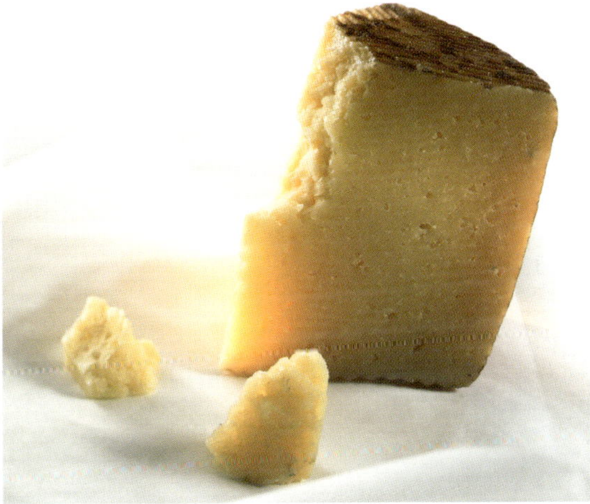

Il a longtemps été le produit laitier le plus répandu, du fait de ses possibilités de conservation et de transport. Son rôle premier était de remplacer ou compléter la viande. Le fromage de vache est longtemps resté minoritaire parmi les fromages de brebis et de chèvre, sauf dans certaines régions comme la Normandie et les pays du Nord de l'Europe.

Le fromage est le premier produit laitier à avoir fait l'objet de commerce (à l'intérieur des pays producteurs et à l'international), ce qui a contribué à développer sa consommation, surtout **à partir du XIXème siècle. En France, la consommation de fromage a été multipliée par 10 en 150 ans** : elle est passée de 2 kg par personne et par an en 1815 à plus de 20 kg[1] en 2005 !

Le lait et les laitages en général

Saviez-vous que boire du lait était considéré en France comme une barbarie alimentaire jusqu'au début du Moyen-Âge, même dans les régions d'élevage bovin comme les Alpes ?! Le lait est devenu par la suite un aliment consommé à la ferme par les paysans, sous diverses formes : lait caillé, fromage, babeurre, crème. Le lait frais, quant à lui, était principalement destiné aux nourrissons. Du fait de la conservation difficile du lait frais, son commerce est longtemps resté très restreint, se limitant à l'échelle locale jusqu'à la fin du XIXème siècle.

La fin du XIXème et le début du XXème siècle marquent un tournant important dans l'histoire du lait. Considéré jusque-là comme un aliment réservé aux jeunes enfants, il commence à changer d'image pour devenir un aliment destiné aussi aux adultes. Comment expliquer

1. Source : CIDIL

ce changement ? Les premières grandes laiteries modernes, qui apparaissent à la périphérie des grandes villes, mettent désormais du lait frais de qualité à la disposition de toutes les couches sociales de la population. De plus, dans les années 1860, des entreprises suisses et allemandes inventent le lait condensé pour répondre aux problèmes de conservation et d'hygiène du lait frais. Au même moment, un chimiste allemand, Henry Nestlé, lance une farine lactée destinée aux enfants en bas âge. Ces produits nouveaux seront commercialisés dans toute l'Europe et aux Etats-Unis au début du XXème siècle. Enfin, c'est à cette même époque que sont publiés les premiers livres louant les bienfaits du lait et les premiers articles voués à sa promotion.

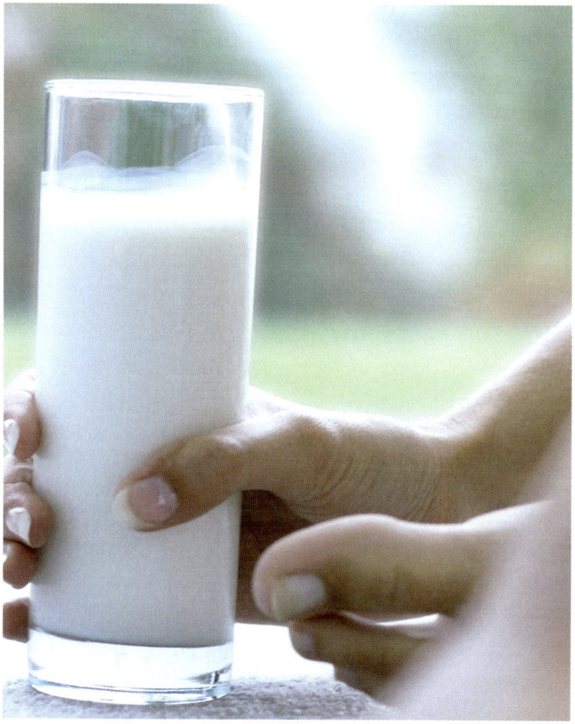

Pour autant, le lait ne deviendra pas un produit de grande consommation du jour au lendemain. Dans les années 1930, on distingue très nettement les pays grands consommateurs de laitages (Suisse, Finlande, Suède, Norvège, Irlande, Australie, Pays-Bas, Danemark, Autriche, Etats-Unis, Allemagne) des pays faibles consommateurs (Grèce, Italie, Turquie, Espagne, Portugal). Entre les deux se trouvent la France, la Grande-Bretagne et la Belgique.

C'est après la deuxième guerre mondiale, dans les années 1950, que s'amorce véritablement l'explosion de la consommation de laitages. L'industrie laitière, devenue un acteur économique important, est soutenue dans de nombreux pays par des mesures politiques visant à stimu-

ler la consommation de lait. C'est ainsi que le verre de lait est introduit à l'école en France, en 1954, sous le gouvernement Mendès-France. Cette nouveauté est présentée comme une « mesure sanitaire ». Précisons que le ministre à l'origine de cette initiative est le fils d'un important producteur laitier...
Le discours ambiant très favorable au lait, l'apparition des premiers yaourts (1955) et la promotion offensive menée par l'industrie laitière parviendront à ancrer les laitages au sein des habitudes alimentaires. Et le phénomène ne cessera de s'amplifier, soutenu par une industrie agro-alimentaire de plus en plus puissante. Il suffit, pour s'en convaincre, de regarder aujourd'hui les immenses rayonnages dédiés aux produits laitiers dans la grande distribution.

Les chiffres parlent d'eux-mêmes : en France, **la consommation de laitages a été multipliée** par 3 entre 1820 et 1960, puis encore par 3 entre 1960 et 2002[2], soit **par 9 en 180 ans environ !**

▪ Le beurre

Les historiens du Moyen-Âge l'affirment, aucune recette de l'époque ne mentionne l'usage de beurre. Les sauces médiévales étaient réalisées la plupart du temps à base de vinaigre ou de verjus. L'utilisation du beurre en cuisine ne s'est développée qu'aux XVIème et XVIIème siècles. Et encore, à ces époques, le beurre était toujours mélangé à du lard, du saindoux ou de l'huile, et ceci quelles que soient les couches sociales.
Ce n'est qu'au XIXème siècle que le beurre laitier s'est généralisé dans les cuisines bourgeoises et aristocratiques, par opposition à la graisse ou à l'huile, utilisées quant à elles dans les cuisines populaires et régionales.
La consommation de beurre n'a cessé d'augmenter jusqu'à nos jours, avec la même accélération que les autres produits laitiers lors des dernière décennies du XXème siècle.
En 150 ans, la consommation de beurre en France a été multipliée par plus de 4 : elle est passée de 1,8 kg (par personne et par an) en 1820 à 7,8 kg[3] aujourd'hui !

2. Source : INSEE
3. Source : CIDIL

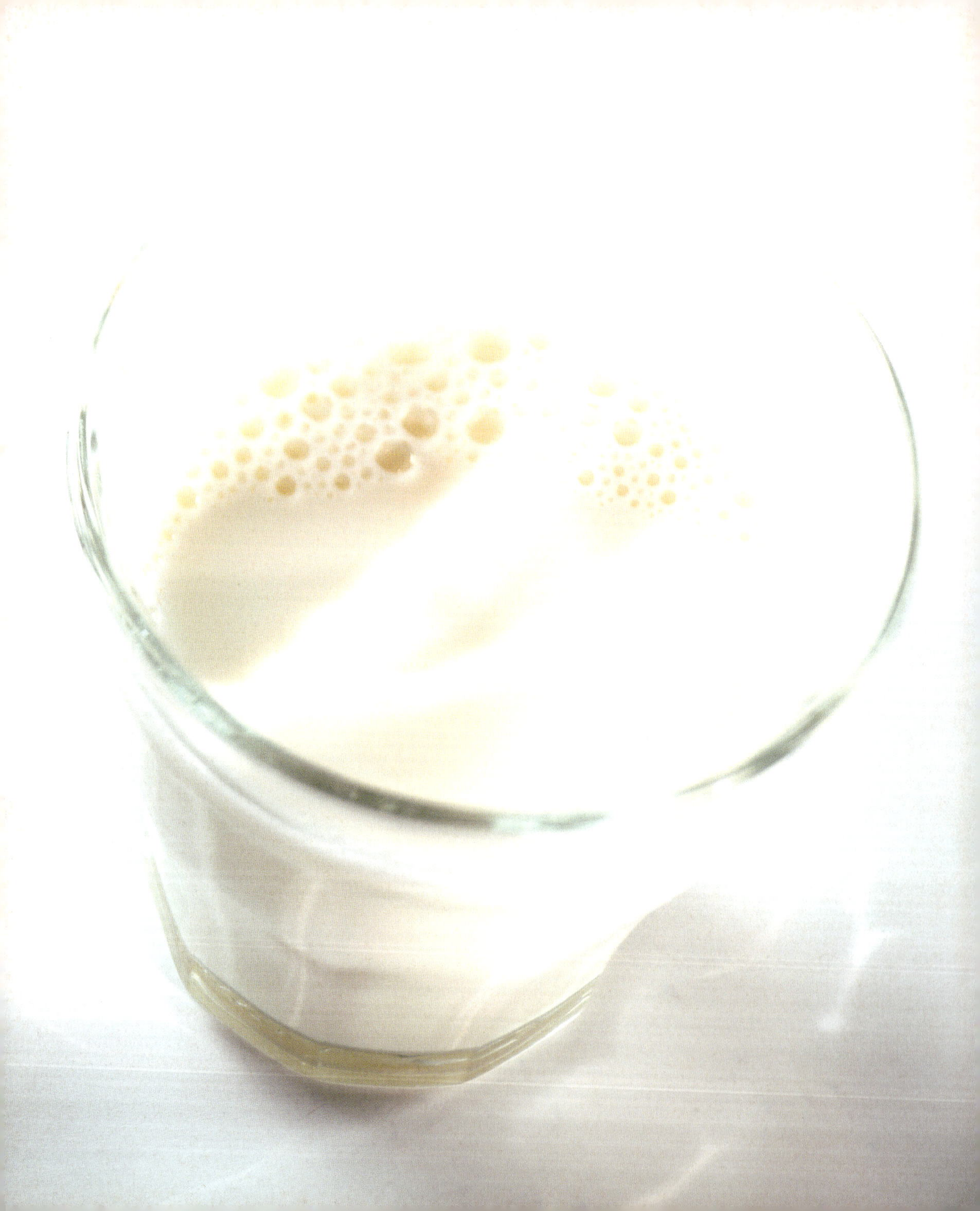

Pourquoi il faut se méfier du lait

Pour un humain, consommer du lait n'a rien de naturel...

«Le battage autour du lait et des laitages est le fruit des campagnes marketing très efficaces de l'industrie laitière. En réalité, nous n'avons absolument pas besoin de lait.»

Professeur Walter Willett
(Ecole de santé publique de Harvard)

Le message délivré par la publicité, les médias et de nombreux médecins allopathes (la médecine homéopathique a, quant à elle, pris beaucoup de recul vis-à-vis du lait) est catégorique : pour avoir des os solides et être en bonne santé, il faut consommer des laitages à tous les repas. On nous présente comme naturel, voire vital, de boire du lait. Pourtant, comme nous venons de le voir, l'espèce humaine a réussi à vivre parfaitement sans lait durant 200.000 ans, puisque les laitages ne sont apparus qu'il y a 9000 ans dans son alimentation. **Si l'on ramenait l'existence de l'humanité à une journée de 24 heures, les produits laitiers n'y apparaîtraient qu'à 22 h 56...**

Le lait de vache est un aliment merveilleux, c'est vrai... pour les veaux. Mais nous ne sommes pas des veaux ! Savez-vous que, **dans la nature, aucun mammifère ne boit le lait d'une autre espèce ?** A part l'être humain, qui est le seul à s'adonner à cette bizarrerie. C'est aussi le seul qui continue à boire du lait après la période de sevrage. Normalement, chez tous les mammifères, dès que le petit est en mesure de se nourrir, il cesse de boire du lait. A-t-on déjà vu des animaux adultes continuer à téter ? Là encore, l'être humain fait figure d'exception en continuant à se nourrir de lait une fois la période d'allaitement terminée.

Ces « anomalies de comportements » pourraient passer pour anecdotiques si les quantités de lait de vache ingérées par les humains n'atteignaient pas les sommets actuels. En réalité, cette consommation effrénée de lait de vache est préoccupante, que ce soit chez les enfants ou chez les adultes. Car elle est en décalage total avec les besoins de l'organisme humain.

■ Nos enfants ne sont pas des veaux...

Chaque espèce, chez les mammifères (dont l'homme fait partie, rappelons-le), produit un lait parfaitement adapté à ses petits. Ainsi, le seul lait parfaitement adapté au petit de l'homme est le lait de la mère. Sa composition nutritionnelle spécifique permet au bébé de doubler son poids de naissance en 4 à 5 mois, et de peser autour de 12 kg à l'âge de 2 ans. Le lait humain évolue à chaque tétée pour répondre aux besoins spécifiques de l'enfant, notamment sur le plan immunitaire.
Pourquoi le lait de vache n'est-il pas adapté pour les jeunes enfants ? Les raisons sont évidentes et prêtent à sourire. Tout d'abord, il est fait pour être digéré par un jeune ruminant équipé de 4 estomacs... Ensuite, sa composition permet au veau de doubler son poids en 47 jours, et de prendre environ 140 kg durant sa première année de vie. Avec 3 fois plus de protéines et 2 fois plus de graisses que le lait de la mère, il assure au veau une croissance environ 4 fois plus rapide que celle du bébé humain ! Enfin, le lait de vache ne saurait remplacer le lait maternel pour construire les défenses immunitaires encore fragiles et incomplètes du jeune enfant.
Les laits des autres espèces animales (chèvres, brebis) ne sont pas plus appropriés pour l'enfant, car ils comportent chacun les spécificités de leurs espèces. Un seul lait animal est connu pour se rapprocher du lait de femme par sa composition : le lait de jument.
Pour les mamans qui ne peuvent ou ne souhaitent pas allaiter, il existe également des préparations bio, 100 % sans lactose et sans gluten, riches en acides gras essentiels et en minéraux d'origine végétale (voir Carnet d'adresses).

■ ... et nous non plus !

Une fois sevrés, les humains sont programmés pour passer à une alimentation diversifiée (omnivore), et n'ont plus besoin de lait. Aurait-on l'idée de faire boire du lait de femme à des adolescents ou à des adultes ? Alors, pourquoi du lait de vache ? Rien, dans la composition de ce lait, ne justifie les niveaux de consommation actuels :

- le **lactose**, sucre du lait, ne nous est pas fondamentalement nécessaire. Au contraire même, il provoque des irritations de l'intestin chez la plupart d'entre nous. L'explication est simple : seuls les jeunes enfants (jusqu'à 2 – 3 ans) produisent l'enzyme appelée lactase qui permet de digérer le lactose. En grandissant, la majorité d'entre nous cesse totalement de fabriquer cette enzyme, ce qui provoque une intolérance naturelle au lactose.

- la **caséine**, protéine du lait, est réputée peu digeste. Le lait de vache renferme trois fois plus de protéines que le lait de femme, des protéines difficilement assimilables par l'organisme humain du fait de leurs propriétés moléculaires spécifiques (adaptées, répétons-le, au métabolisme du veau et à ses besoins en matière de croissance). « Les caséines floculent en gros grumeaux et ne favorisent pas la digestion gastrique », explique le Dr. Nicolas Le Berre[1], qui souligne également le rôle néfaste de leur composition en acides aminés dans les pathologies cardio-vasculaires et les cancers. Par ailleurs, selon le Dr. Peter J. D'Adamo[2], le métabolisme des personnes du groupe sanguin A et O n'est pas adapté aux protéines et aux sucres du lait animal. Cela se traduit par des réactions du système immunitaire (des allergies, notamment) ou par des intolérances digestives.

- les **graisses** (en majorité **saturées**) présentes dans les laitages, en particulier les crèmes fraîches, fromages, lait et yaourts entiers, en font des aliments « à limiter ». Notre corps a certes besoin d'une petite quantité de graisses saturées, à hauteur d'un quart de nos apports lipidiques quotidiens. Mais l'alimentation moderne, riche en produits d'origine animale (viandes, œufs) et en graisses végétales saturées (de palme, de coco), a tôt fait de dépasser cette quantité, provoquant les problèmes de cholestérol et favorisant les maladie cardio-vasculaires.

1. Auteur de « Soyons moins lait », Terre vivante.

Le lait bio, c'est mieux… mais cela reste du lait !

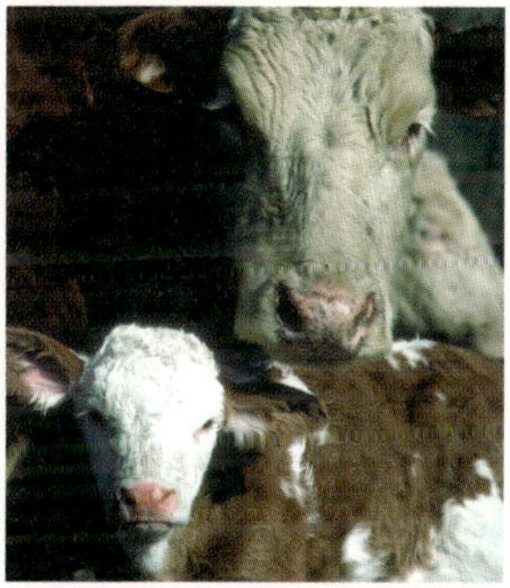

Dites « Non ! » à l'élevage intensif. Avez-vous une idée de la quantité de produits chimiques qu'absorbent les vaches en élevage intensif conventionnel ? Des hormones pour stimuler la production de lait, des substances chimiques diverses (engrais et pesticides, notamment) dans l'alimentation (au contenu souvent discutable), des antibiotiques pour soigner ou prévenir les maladies provoquées par des conditions de vie abominables… Le seul objectif étant de produire, produire, encore produire. Jusqu'à 24 271 kg de lait en un an (environ 66 litres par jour !) pour Shatzi, vache laitière américaine de race Brune, (mal-)heureuse détentrice du record mondial 2007 ! Dans un tel contexte, les veaux qui naissent (après insémination artificielle, bien sûr) pour stimuler la lactation, voient à peine la couleur du lait maternel… celui-ci étant destiné aux humains ! Incapables de produire du lait, les petits veaux mâles finissent très vite à la boucherie. Et nous, humains, trouvons en bout de chaîne, dans ce breuvage à la blancheur ô combien trompeuse, un **concentré d'antibiotiques, d'hormones et autres substances chimiques**.

Le lait biologique, en revanche, provient de vaches dont les conditions de vie sont plus enviables : d'avantage d'espace, des pâtures exemptes de produits chimiques, une alimentation saine et naturelle (graminées et légumineuses en majorité d'origine biologique)… Sans oublier que les produits de synthèse (antibiotiques, hormones et stimulants divers) sont interdits en élevage bio. Lorsque c'est nécessaire, on a recours à l'homéopathie et à la phytothérapie. Par conséquent, le lait bio, **plus respectueux des animaux**, est également un produit **plus « pur »**.

Malgré tout, c'est toujours du lait : **l'aliment idéal pour… faire grandir les veaux**. Vous ne souffrez ni d'allergies, ni de difficultés digestives, ni d'ostéoporose, ni de diabète, ni de cancer ou autre problème de santé majeur ? Vous êtes certain de bien tolérer le lait ? Le faire disparaître de votre alimentation vous semble insurmontable ? Accordez-vous **un laitage (bio) par jour,** ainsi que le propose l'Ecole de Santé publique de Harvard, l'idéal étant de faire une pause « sans lait » de deux jours par semaine afin de « reposer » l'organisme.

2. Auteur de « 4 groupes sanguins, 4 régimes », Michel Lafon.

Les laitages allégés, comme les yaourts maigres, vous semblent être la solution ? Attention, n'en abusez pas : composés en majorité d'eau et de protéines de lait peu digestes (ainsi que de gélifiants, voire d'édulcorants et de parfums souvent artificiels), ils sont en outre acidifiants pour l'organisme.

■ le **calcium**, minéral essentiel à la solidité de notre ossature, est le principal argument avancé en faveur de la consommation de laitages à tous les âges de la vie. Il est vrai que l'on trouve 3 à 4 fois plus de calcium dans le lait de vache que dans le lait maternel. Mais ce calcium est mal assimilé par l'organisme humain. Le lait de vache contient peu de magnésium, qui est indispensable pour métaboliser le calcium. De plus, le caractère indigeste des protéines du lait nuit à la bonne assimilation de son calcium. Quel est l'intérêt d'ingérer une grande quantité de calcium, si l'on ne parvient pas ensuite à le fixer ? Sur la teneur totale en calcium d'un produit laitier, le Dr. Le Berre estime environ à un tiers la quantité de calcium réellement absorbé.

Le faux problème du calcium

Dans la nature, les mammifères (une fois sevrés) ne consomment pas une goutte de lait, encore moins le lait d'une autre espèce que la leur... Ce qui ne les empêche pas d'avoir une ossature parfaitement solide ! Leur secret ? Ils trouvent dans la nature une grande quantité de sources végétales de calcium.
Rien ne nous empêche d'en faire autant. A votre avis, comment la vache emmagasine-t-elle tout le calcium que l'on retrouve ensuite dans son lait ? En mangeant des plantes ! Il ne nous reste plus qu'à suivre l'exemple du monde animal, qui se procure la dose nécessaire de calcium en se nourrissant de végétaux.

On ne le répètera jamais assez : non seulement les végétaux contiennent du calcium, mais de plus, **ce calcium d'origine végétale est plus facilement assimilé** par l'organisme que celui des laits d'origine animale. Pourquoi ? Les végétaux renferment des acides organiques (acide citrique, malique, etc.) qui rendent le calcium soluble, donc particulièrement biodisponible. De plus, ils y associent de bonnes teneurs en magnésium, un minéral indispensable pour fixer le calcium.

Les bonnes sources de calcium

Parmi les « champions » végétaux du calcium, signalons les légumes feuillus, les graines oléagineuses, les algues, ou encore les graines germées. A cela s'ajoutent les poissons gras, les eaux minérales, les légumineuses, et dans une moindre mesure, les céréales complètes. Intégrez quotidiennement ces aliments santé à vos repas, et vous ne manquerez pas de calcium !

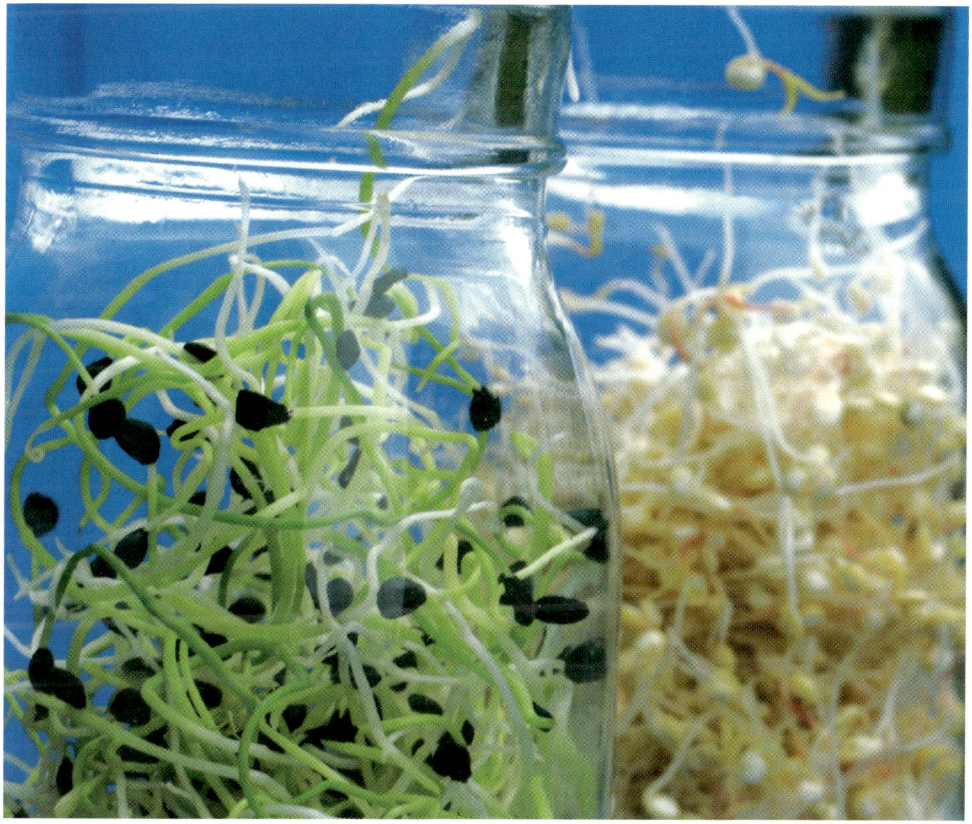

Pour faire le plein de calcium

- **Graines oléagineuses** : le sésame complet, les amandes, les noix, les noisettes, les cacahouètes.
- **Légumes** : les choux (frisés, chinois, verts ou brocolis), les épinards, les haricots verts, la roquette, le cresson, les lentilles, le fenouil, les algues, le persil, les pissenlits, les feuilles de navet.
- **Légumineuses** : soja, pois chiches, lentilles.
- **Graines germées** : elles concentrent toute la richesse minérale de la future plante, calcium y compris. Privilégiez les graines germées des légumes et légumineuses cités ci-dessus, réputés riches en calcium.
- **Algues** : l'iziki, l'arame, la laitue de mer, la dulse, le haricot de mer, le kombu, la spiruline,...
- **Poissons** : les anchois, les sardines (en particulier à l'huile), le flétan, le hareng, la truite, la sole.
- **Fruits** : les châtaignes, les figues et dattes sèches, le cassis, les oranges, les groseilles, les mûres, les kiwis.
- **Eaux minérales** : choisissez les eaux les plus riches en calcium et en magnésium.
- **Céréales complètes** : l'amarante, le quinoa, le son de blé, l'avoine, le seigle.

Une alimentation variée et de l'exercice au plein air

De manière générale, une alimentation variée comprenant des fruits et légumes (à la fois frais et secs), des graines, des laits végétaux, des céréales, des poissons gras, de la viande éventuellement (de qualité biologique et sans excès) fournit au corps tout les apports nécessaires en minéraux et vitamines.

Il suffit, pour s'en convaincre, de tourner le regard vers le Japon : malgré leur alimentation quasi-dépourvue en lait animal, mais riche en poissons, en légumes, en algues, en « laits » de céréales et de légumineuses, les Japonais ne connaissent pas de problème de décalcification, au contraire des Européens !

Enfin, n'oublions pas que l'absorption du calcium dépend aussi de la vitamine D. Pour faire le plein de cette vitamine, faites à chaque fois que c'est possible une bonne marche au plein air et offrez-vous des cures de soleil !

N'attendez pas les problèmes de santé pour renoncer au lait

Beaucoup de personnes ne supportent pas le lait... sans le savoir. Lorsqu'elles font l'essai d'arrêter totalement la consommation de laitages pendant quelques temps, elles peuvent constater la disparition de symptômes extrêmement variés : troubles ORL à répétition (chez les enfants notamment), mucosités excessives, maux de tête, asthme, eczéma, troubles digestifs, insomnies, règles douloureuses, douleurs articulaires...

Nombreux sont ceux qui ont renoncé au lait pour des raisons santé, sur la recommandation de leurs médecins (ou autres professionnels de santé) : homéopathes, ostéopathes, allergologues, gynécologues, cancérologues... Soit parce que ces derniers ont diagnostiqué une intolérance ou une allergie aux produits laitiers, soit dans le cadre de maladies où le rôle aggravant des laitages a été établi. C'est le cas pour l'ostéoporose (malgré ce que l'on pourrait penser !), les cancers, les maladies cardio-vasculaires, le diabète insulino-dépendant et les autres maladies auto-immunes.

■ Les troubles de la sphère ORL

C'est le leitmotiv de tous les médecins homéopathes : votre enfant ou vous-même souffrez de problèmes ORL à répétition, que ce soient des otites, des bronchites, des rhinopharyngites, des sinusites, de l'asthme ? Arrêtez totalement le lait, mettez-vous aux « laits » et « yaourts » végétaux, au moins jusqu'à ce que les symptômes aient complètement disparu ! Les résultats sont souvent spectaculaires.

En effet, la consommation de laitages accroît de manière significative la production de mucosités, comme l'explique le Dr. Peter J. D'Adamo. Cet excès de mucosités favorise le développement de bactéries, encombre l'appareil ORL et conduit à toutes sortes de troubles respiratoires, souvent chroniques.

■ L'intolérance digestive (au lactose ou à la caséine)

On estime que 50 à 90 % des adultes, dans le monde entier (la sensibilité au lactose est encore plus élevée chez les populations africaines et asiatiques), souffrent d'une intolérance digestive aux produits laitiers, à des degrés divers. Même si beaucoup n'ont pas encore perçu le lien entre leurs problèmes de santé et l'alimentation... Car les symptômes d'une intolérance alimentaire sont, contrairement à l'allergie, extrêmement variés et se manifestent à retardement. Parmi la population enfantine également, les pédiatres constatent un nombre croissant de réactions problématiques au lait de vache.

La raison de ces intolérances digestives ? Un phénomène physiologique tout à fait naturel. Une fois passé l'âge d'être nourri au sein maternel, l'enfant produit de moins en moins de lactase, cette enzyme qui permet la bonne digestion du lait. Ainsi, au fil des années, beaucoup d'entre nous perdent jusqu'à la quasi-totalité de leurs lactases.
Cette difficulté à digérer le lait se manifeste par des **symptômes étonnamment variés** : ballonnements, crampes intestinales, aérophagie et diarrhées sont les plus répandus. Mais le lactose peut aussi provoquer des migraines, de l'asthme, des allergies, des troubles de la sphère ORL (rhino-pharyngites, otites, bronchites...), de l'arthrose, des troubles circulatoires et cardio-vasculaires, de l'eczéma, des troubles du sommeil...

Nombre de professionnels de la santé, à commencer par les homéopathes et les ostéopathes, incitent aujourd'hui leurs patients à réduire significativement leur consommation de produits laitiers d'origine animale (de vache, mais aussi de brebis et de chèvre). Les « intolérants » au lait qui ont modifié leurs habitudes alimentaires en témoignent : ils en retirent de **véritables améliorations en matière de santé**, sinon la disparition totale des troubles en l'espace de quelques jours à quelques mois. Le Dr Nicolas Le Berre, homéopathe, recommande de « se donner un temps d'expérience minimum de 3 mois » pour saisir véritablement tous les bienfaits de la suppression des produits laitiers. Il conseille aussi de supprimer 100 % des laitages visibles et invisibles (attention aux poudres de lait et au beurre cachés dans les plats préparés et les gâteaux !) pour que l'expérience soit véritablement probante.

Comment diagnostiquer une intolérance au lactose ou à la caséine de lait ? Souvent, la disparition de certains symptômes quelques jours ou quelques semaines après l'arrêt complet de la consommation de lait parle d'elle-même. Il existe également, depuis quelques années, la possibilité de réaliser des tests sanguins permettant de dépister les intolérances alimentaires par la recherche d'IgG spécifiques (anticorps) aux aliments suspectés. Parlez-en à votre médecin.

■ L'allergie à la caséine du lait

A ne pas confondre avec l'intolérance digestive, l'allergie est une **réaction du système immunitaire** à certains aliments, identifiés comme des intrus. Les réactions rencontrées sont intenses et surviennent dans un laps de temps relativement court après la consommation de l'aliment en cause. C'est pourquoi, contrairement aux intolérances alimentaires, les allergies sont facilement reconnaissables. Elles sont vérifiées par des tests sanguins (recherche d'IgE spécifiques) ou cutanés réalisés chez un allergologue.

Les allergies ne concernent qu'un faible pourcentage de la population, mais ce nombre ne cesse d'augmenter. Ce sont les molécules protéiques qui sont en cause dans de nombreuses allergies alimentaire. Dans le cas du lait, l'élément allergisant est la caséine. Il s'agit de l'un des principaux allergènes rencontrés chez les enfants, aux côtés de l'œuf, l'arachide, la moutarde et le poisson. L'allergie au lait de vache impose d'**éliminer absolument tous les laitages** du régime alimentaire : du lait au beurre, en passant par la crème fraîche, les glaces, les fromages... et le lait caché dans les préparations industrielles (lactose, lait en poudre, poudre de babeurre, etc.).
Attention de ne pas remplacer les laitages de vache par des laitages de chèvre ou de brebis, ni par des produits à base de soja (« lait » de soja, tofu, crèmes dessert au soja...), car il existe des **risques élevés d'allergies croisées**.

Les personnes allergiques auront cependant le choix entre tout les autres substituts végétaux présentés dans ce livre (à l'exception des produits du soja).

■ L'ostéoporose

Il est temps de tordre le cou à cette idée reçue selon laquelle les produits laitiers permettraient de combattre l'ostéoporose. Ce processus de destruction osseuse, qui touche un nombre croissant de femmes ménopausées, mais aussi d'hommes (à un âge plus avancé cependant), est dû à de multiples facteurs parmi lesquels : le système hormonal, la carence en vitamine D, le manque d'activité physique, le régime alimentaire, le stress...
Il est clair que **la consommation massive de lait n'apporte pas de solution miracle** à ce problème de perte osseuse, d'autant que le calcium du lait, nous l'avons vu n'est pas celui que l'on fixe le mieux.

Des voix s'élèvent même de la communauté scientifique internationale pour affirmer que **le lait serait un facteur aggravant de l'ostéoporose** ! Une étude scientifique, menée dans 16 pays par des chercheurs américains de l'Université de Yale, montre qu'une alimentation trop riche en protéines animales provoque une diminution de la masse osseuse. Le problème ne serait donc pas une prise insuffisante de calcium, mais plutôt une élimination excessive du calcium des os, phénomène amplifié par la consommation de produits laitiers. De manière générale, l'alimentation de nos sociétés modernes est trop acide, car trop riche en sucres raffinés, céréales raffinées, huiles raffinées, laitages et autres protéines animales, au détriment des aliments alcalins (fruits, légumes, protéines végétales, sucres non raffinés, huiles de première pression à froid...). Perturbant notre équilibre acido-basique, **cet excès d'acides entraînerait la fuite du calcium osseux**, menant à l'ostéoporose.

Tournons notre regard du côté du **Japon**, où depuis des milliers d'années, on ne consomme pas (ou très peu) de produits laitiers. Cela tend malheureusement à changer, les industriels des yaourts et autres

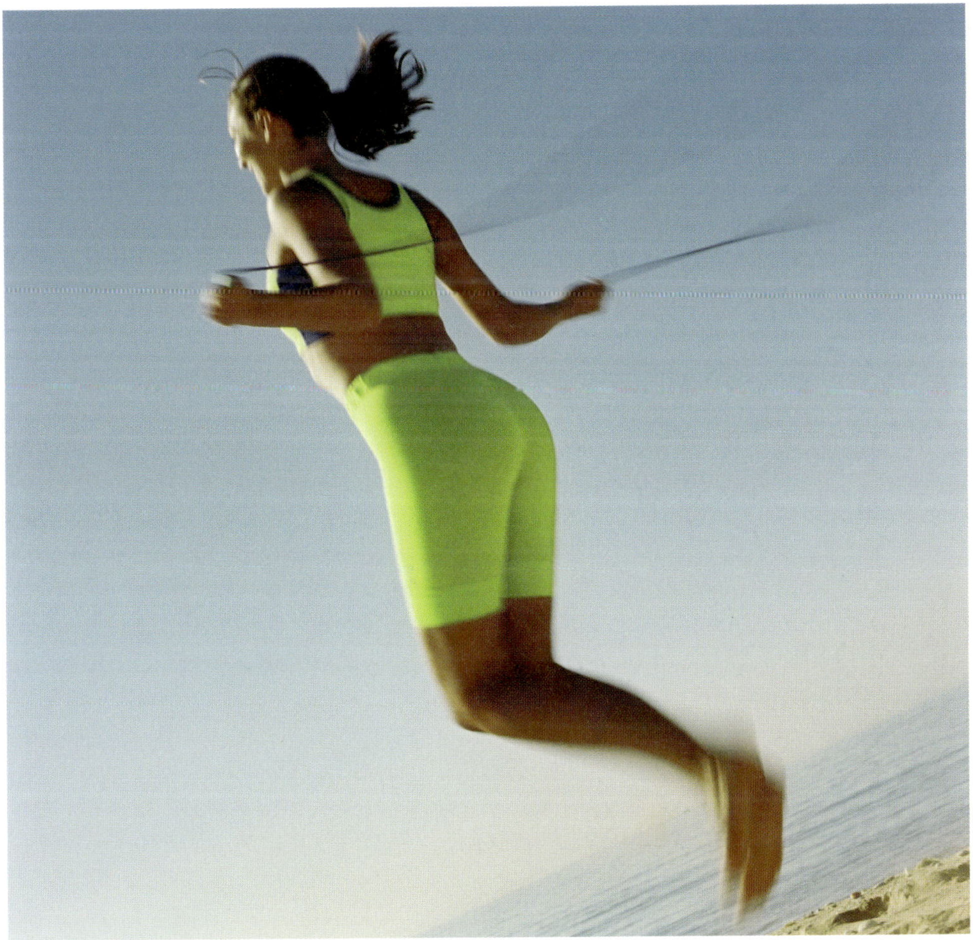

laitages ayant lancé l'offensive à grands renforts de marketing, mondialisation oblige. Toujours est-il que chez les générations « senior » du Japon, aux habitudes alimentaires encore traditionnelles (tofu, laits de soja et de riz, algues, poisson, riz, légumes à feuilles...), l'**ostéoporose n'existe quasiment pas.**

En revanche, la perte de densité osseuse fait rage dans les pays figurant parmi les plus gros consommateurs mondiaux de produits laitiers : la Suède, la Finlande, les Pays-Bas, ou encore les Etats-Unis.

■ Les cancers du sein et de la prostate

Un lien direct entre la consommation de lait de vache et les cancers (en particulier du sein, des ovaires, des testicules et de la prostate) a été établi dans plusieurs études. Le lait de vache contient des « facteurs de croissance », tout comme le lait de femme où ils servent à stimuler la croissance des nourrissons. Dans le lait de vache, cependant, ces facteurs de croissance sont beaucoup plus concentrés. Le fait qu'il contient 3 fois plus de protéines que le lait maternel y est pour beaucoup. Ajoutez à cela que l'hormone donnée aux vaches pour augmenter leur production de lait (non biologique) accroît encore un peu plus le niveau d'IGF-1 (facteur de croissance insulinique) dans leur sang.
Au final, ces facteurs de croissance[3] se retrouvent dans tous les laitages que nous consommons. Ils favorisent certes la multiplication des cellules normales, mais aussi la **multiplication des cellules cancéreuses**. C'est ce qu'expliquent le Pr. Henri Joyeux, cancérologue, et le Dr. Bérengère Arnal-Schnébelen, gynécologue, dans le livre « Comment enrayer « l'épidémie » des cancers du sein »[4]. Les auteurs concluent sans équivoque que « **les excès de laitages de vache augmentent les risques de cancer du sein et de la prostate** ».
Ils déplorent en outre que ni la pasteurisation du lait, ni le procédé de conservation à Ultra Haute Température (3 à 4 secondes seulement à 140°C) ne parviennent à détruire ces facteurs de croissance, qui restent bien actifs dans nos produits laitiers.

Sous la pression des médias, des campagnes publicitaires et d'un corps médical désinformé, nombreux sont ceux qui, dans leur enfance comme dans leur vie adulte, ont absorbé et continuent d'absorber **3 laitages par jour** (quand 1 suffirait largement). **Durant toute leur vie, ils sont exposés à ces facteurs de croissance** qui détériorent la santé.

3. Les trois facteurs de croissance présents dans le lait de vache sont : l'IGF (insulin growth factor), le TGF (transforming growth factor) et l'EGF (epidermal growth factor).

4. « Comment enrayer « l'épidémie » des cancers du sein », Pr. H. Joyeux et Dr. B. Arnal-Schnébelen (Ed. François-Xavier de Guibert, 2007).

Une étude britannique menée en 1998 sur des femmes pré-ménopausées de moins de 50 ans a montré que lorsque leur taux sanguin d'IGF-1 était élevé, le risque de cancer du sein était multiplié par 7. Chez les hommes, le taux d'IGF-1 circulant dans le sang serait également un indicateur de risque élevé de cancer de la prostate.
On note que les pays asiatiques, traditionnellement peu consommateurs de lait, connaissent un nombre beaucoup plus faible de cancers du sein que le monde occidental. Mais parmi les générations plus jeunes, qui ont grandi dans les grandes métropoles asiatiques au rythme de la mondialisation des (mauvaises) habitudes alimentaires, les cancers du sein sont aujourd'hui en augmentation notable.

■ Les maladies cardio-vasculaires

On le savait déjà, les **graisses du lait** représentent un danger pour les artères. Leur richesse en acides gras saturés et trans participe à la formation des plaques d'athérome. L'industrie laitière a trouvé les parades : lait écrémé, yaourts à 0 %, beurre allégé... et tout le monde semble satisfait.

Tout le monde ? Pas tout à fait... Car on le sait beaucoup moins, le gras n'est pas la seule composante du lait incriminée dans la multiplication des maladies cardiovasculaires ! Les **protéines du lait** (encore elles !) sont aujourd'hui clairement **accusées de causer la lésion artérielle** initiale. Le Dr. Nicolas Le Berre explique ce phénomène, entre autres par le fait que la protéine du lait est environ 8 fois plus riche que le lait de femme en méthionine, un acide aminé très toxique pour le système vasculaire. Il cite[5] un article paru en 1995 dans le *Quotidien du médecin* au sujet du rôle néfaste des protéines du lait de vache sur les artères. A la lecture de ces mots, il apparaît scandaleux que l'information n'ait pas explosé au grand jour : « *... les nourrissons nourris au lait de vache ont une hypertrophie des parois artérielles... [...] Les pays du Nord en consomment beaucoup (de lait) et présentent une forte incidence des*

5. « Soyons moins lait », Dr. Nicolas Le Berre et Hervé Queinnec (Terre Vivante)

maladies cardio-vasculaires. A l'extrême, en Crète, où l'incidence est très faible, la consommation de lait est peu importante. »

Que ce soient les expériences menées en laboratoire ou les études épidémiologiques menées dans différents pays[6], tout concorde à dénoncer la toxicité des protéines du lait pour le système cardio-vasculaire. Des protéines présentes, rappelons-le, dans tous les laitages (yaourts, crème fraîche, beurre...) et ceci, qu'ils soient allégés en matières grasses ou non.

■ Le diabète et autres maladies auto-immunes

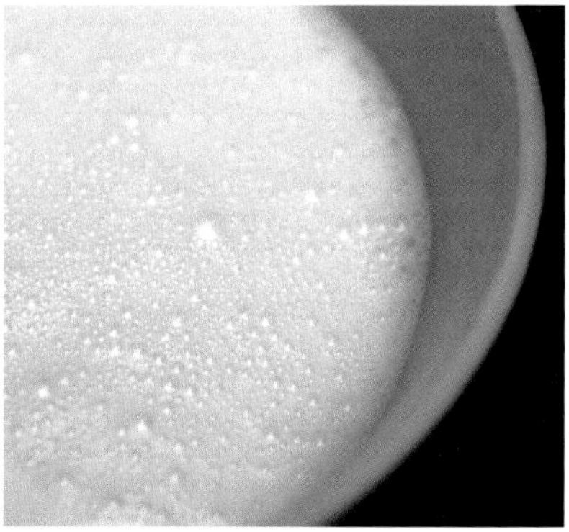

L'introduction du lait dans l'alimentation des jeunes enfants (de 3 mois ou plus tôt) est accusée, dans plusieurs études, de provoquer l'apparition du diabète insulinodépendant précoce. Ce sont les protéines du lait, encore une fois, qui sont incriminées dans ce processus. Par réaction allergique, elles déclenchent chez les enfants en bas âge la production d'anticorps affectant les cellules du pancréas. Ces cellules se détériorent ainsi plus ou moins rapidement, comme l'expliquent le Pr. Joyeux et le Dr. Arnal-Schnébelen, qui rappellent au passage que les Scandinaves, plus gros buveurs de lait d'Europe, affichent les taux les plus élevés de diabète et d'ostéoporose. Le Dr. Le Berre partage cette analyse sur le diabète de type 1, tout en déplorant qu'aucun régime alimentaire ne puisse faire ensuite régresser la maladie. On ne peut que préconiser, à titre préventif, de bannir la consommation de lait de vache pour les jeunes enfants.

La suppression complète des produits laitiers est également recommandée dans le cadre des autres maladies **auto-immunes** : polyarthrite, affections thyroïdiennes, fibromyalgie, fatigue chronique, narcolepsie, syndrome de Raynaud... La production d'anticorps en réponse à la

6. En 2003, une étude britannique menée sur plusieurs pays conclut que « le lait est un facteur spécifique du risque cardiovasculaire ».

présence de protéines de lait est montrée du doigt comme participant à ces maladies. Le Dr. Jean Seignalet, immunologue de renom, a largement développé ces questions dans son livre « L'alimentation ou la troisième médecine »[7]. Force est de constater que l'éviction du lait dans l'alimentation des patients atteints de maladies auto-immunes apporte très souvent des améliorations. Et sa réintroduction, des rechutes...

Un début de prise de conscience ?

Petit à petit, la prise de conscience semble gagner du terrain. Médecins homéopathes, cancérologues, gynécologues, immunologues, ostéopathes, chercheurs,... ouvrent la voie. Difficile, pour autant, d'imposer le discours éclairé de ces professionnels de la santé (heureusement de plus en plus nombreux) face au rouleau compresseur publicitaire et médiatique de l'industrie laitière.

La Grande-Bretagne et les Etats-Unis, pays gros consommateurs de lait, ont commencé à réagir. Confrontés avant nous à d'importants problèmes de santé publique provoqués par les excès alimentaires, ils ont entamé des campagnes d'information sur les dangers d'une consommation démesurée de produits laitiers. Les travaux de chercheurs comme le Professeur Walter Willett, de l'Ecole de santé publique de Harvard, ont permis de sensibiliser médecins et journalistes, afin que le message atteigne le public. Les résultats commencent à se faire sentir : une **baisse de la consommation des produits laitiers** s'est amorcée au **Etats-Unis** et en **Grande-Bretagne**. Outre-Manche, la consommation de lait a ainsi diminué de 13 % entre 1992 et 2002. De même, dans les **pays scandinaves** et aux **Pays-Bas**, les autorités, conscientes des dangers liés à une consommation trop élevée de produits laitiers, ont établi des recommandations dans le cadre de **politiques de nutrition**.
Un mouvement favorable qui ne peut que se propager, du moins peut-on l'espérer, en direction des nombreux pays concernés.

7. « L'alimentation ou la troisième médecine », Dr. Jean Seignalet (Ed. François-Xavier de Guibert).

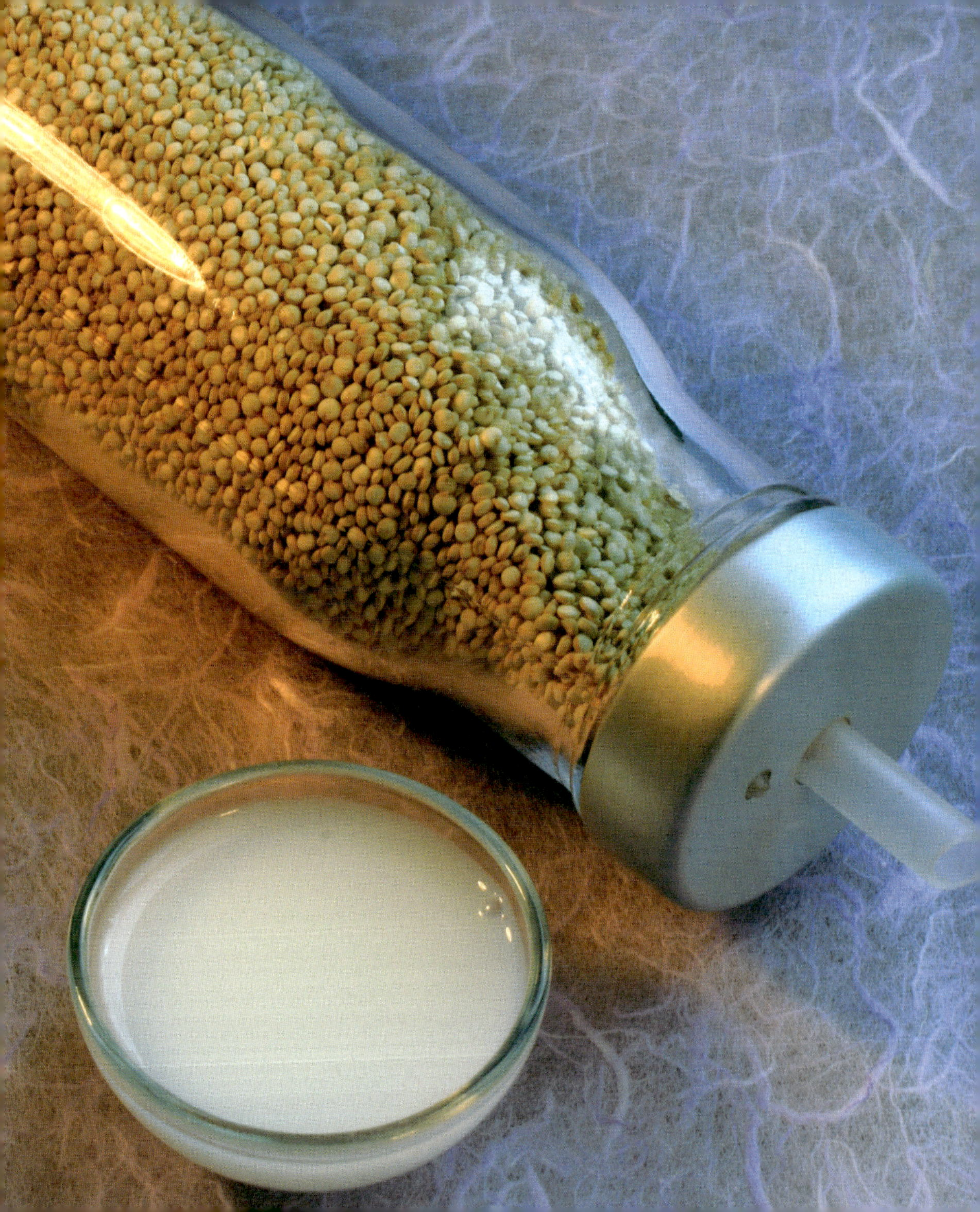

Découvrez des

alternatives végétales saines et savoureuses

pour remplacer le lait

Pas de panique, il existe des alternatives gourmandes aux produits laitiers !

Il ne suffit pas de pointer du doigt les produits laitiers. Il est important de répondre aux nombreuses questions que se posent légitimement tous ceux qui décident d'éliminer les produits laitiers de leur alimentation, ou de freiner leur consommation de lait.
Comment faire pour vivre sans lait ni produits laitiers ? Est-il possible de cuisiner gourmand sans eux ? Existe-t-il des alternatives dignes de ce nom ? Lesquelles ? Et comment s'utilisent-t-elles ?

L'objectif de ce livre est de vous montrer qu'il est non seulement possible, **mais aussi très facile de réaliser des recettes savoureuses de toute sortes** sans lait de vache, ni crème fraîche, ni beurre, ni yaourt d'origine animale. Il suffit d'utiliser des ingrédients **100 % végétaux et biologiques** ! Vous constaterez qu'ils permettent des utilisations culinaires aussi nombreuses que les laitages d'origine animale. Que ce soit en matière de saveurs ou de consistances, ils remplacent très avantageusement les produits laitiers traditionnels.

Pour les nommer, nous avons choisi le terme générique de « **laitages végétaux** » afin d'en embrasser toute la gamme, qui compose un univers culinaire et gustatif extrêmement varié :

- « Laits » végétaux (de riz, d'avoine, de soja, d'amandes, de noisette, de châtaignes, de millet, de sésame, de quinoa, de noix de coco...)
- « Yaourts » végétaux (de soja ou de riz)
- Crèmes liquides végétales (d'avoine, de riz, de soja ou d'amandes)
- Crème épaisse végétale (de soja lacto-fermenté)
- « Fromage » végétal (tofu)
- Margarines végétales
- Laits infantiles végétaux (à base d'amandes, de châtaignes)

Les laitages végétaux se composent de 4 grandes familles. Ils peuvent être réalisés à base :

- de légumineuses (soja) ;
- de céréales (riz, avoine, quinoa, millet) ;
- d'oléagineux (amandes, noisettes, sésame,...) ;
- de fruits (noix de coco, châtaignes).

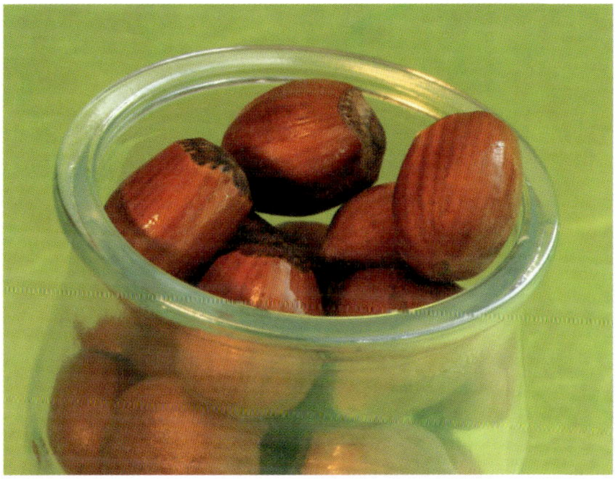

« Le lait de soja ? Beurk ! »

C'est ce que vous pensez ? Il est vrai que le lait de soja peut avoir un goût plâtreux pas très agréable. Ne vous laissez surtout pas décourager par cette expérience malheureuse :
D'une marque à l'autre, le goût varie. Mais retenez surtout que dans les préparations (béchamel, gâteau...), le goût du soja n'est absolument plus perceptible.
Le lait de soja n'est certainement pas celui que nous conseillerions pour boire au verre, même si vous l'aromatisez avec une poudre de cacao. Essayez plutôt les laits de riz, de millet ou d'avoine (très neutres), ou encore ceux d'amandes, de noisettes ou de châtaignes (de vraies gourmandises)... Vous allez adorer !
La gamme des laits végétaux est vaste. Prenez le temps de l'explorer, vous ne serez pas déçus !

Ces produits végétaux et biologiques, alternatives parfaites aux produits laitiers, ne cessent de se développer. On en trouve aujourd'hui une vaste gamme dans les magasins d'alimentation biologique, où ils occupent de plus en plus de linéaires. Certains débarquent même dans les grandes surfaces traditionnelles (avec un choix beaucoup plus restreint cependant).

Des ingrédients millénaires à redécouvrir

Dans nos pays occidentaux, le lait de vache n'est omniprésent dans l'alimentation quotidienne que depuis 60 ou 70 ans seulement. En revanche, les **laits végétaux** existent depuis des millénaires et comptent **parmi les plus anciennes nourritures de la population humaine !**

- En Asie, le lait de soja et le tofu sont consommés depuis plus de 3000 ans.
- Il y a plus de 5000 ans déjà, les Incas réalisaient une boisson à base de quinoa, petite graine très nutritive des hauts plateaux andins.
- Transmis par les civilisations perse et arabe, le lait d'amande était très prisé au Moyen-Âge, en France et dans toute l'Europe du sud. Il est aujourd'hui encore une boisson traditionnelle en Espagne.
- Boisson énergisante et réchauffante, le lait d'avoine a toujours existé chez les populations nordiques (Ecosse, pays scandinaves). On l'appelle aussi le « lait végétal des Vikings ».

Il est temps de réintégrer ces **aliments naturels et ancestraux** à notre alimentation ! Au-delà d'une simple démarche de substitution, c'est l'occasion de découvrir **la cuisine biologique** : une autre manière de préparer les repas et de vous alimenter, avec plaisir et gourmandise, dans le respect de votre santé et de l'environnement.

Soyez gourmands et en bonne santé, mangez bio !

Réconcilier gourmandise, bien-être et santé, c'est possible ! **Les bénéfices que l'alimentation bio apporte à la santé sont désormais prouvés**. Elle est à la fois beaucoup moins « polluante » pour votre corps, plus nutritive, plus goûteuse et plus variée.

➤ Les aliments issus de l'agriculture biologique affichent des teneurs en **résidus chimiques et en métaux lourds très faibles**, comparativement aux aliments conventionnels. Les résidus toxiques présents dans une large gamme d'aliments conventionnels entraînent, lorsqu'ils sont consommés de façon chronique, des dégradations du système nerveux, des vaisseaux sanguins, du cerveau, des fonctions rénales... Ils favorisent aussi l'apparition de cancers, l'affaiblissement du système immunitaire et la baisse de la fertilité, comme l'explique le Professeur Henri Joyeux*, cancérologue.

➤ La transformation des produits certifiés biologiques obéit à des normes sévères. Les **cuissons douces** sont privilégiées et le **raffinage évité**, pour ne pas détériorer la qualité intrinsèque des produits. Nous sommes loin des modes de cuisson et les « traficotages » de matières premières souvent pratiqués dans l'industrie alimentaire conventionnelle, qui génèrent des substances toxiques.

➤ Les aliments bio affichent une meilleure qualité nutritionnelle, avec de **meilleures teneurs en minéraux, vitamines et oligo-éléments**. C'est ce qui ressort très clairement de l'étude comparative sur les aliments « AB » et conventionnels, publiée en 2004 par le Pr. Henri Joyeux* et l'INSERM. Comment l'expliquer ? En bio, la productivité naturelle des plantes est respectée, tout comme les équilibres naturels. La priorité est donnée aux variétés « rustiques » et la durée de stockage - conservation est limitée. Quant aux animaux, ils sont élevés de manière bien moins intensive et nourris avec de l'alimentation bio. A tout cela, s'ajoutent l'absence de raffinage et l'usage de transformations douces.

➤ La cuisine bio bénéficie **de gammes d'aliments beaucoup plus vastes** que la cuisine conventionnelle : une douzaine de farines différentes (blé, épeautre, kamut, riz, sarrasin, pois chiches, maïs, quinoa...), un grand nombre d'huiles de première pression à froid (germe de blé, noix, noisettes, pépins de courges, colza, huile...), de multiples façons de sucrer (sucre de canne complet, sirop de riz, sirop d'agave, sirop de blé...), une variété incroyable de céréales complètes et de légumineuses...
Sans oublier les **ingrédients méconnus de la cuisine conventionnelle** : les laits végétaux, les purées d'oléagineux (d'amandes, de noisettes, de sésame...), les flocons de céréales, les graines germées, les algues, etc.

➤ Respectueuse des saveurs des aliments et de leur richesse nutritionnelle, la cuisine bio privilégie la consommation d'**aliments crus**. Et lorsque la cuisson est nécessaire, elle privilégie les **cuissons douces** : à la vapeur, au wok ou à l'étouffée. Le four à micro-ondes est banni, car il modifie la composition moléculaire des aliments.

* Cancérologue, auteur de « *Changez d'alimentation. Faut-il manger bio* ? »
(Ed. François-Xavier de Guibert).

Les laitages végétaux, de précieux alliés pour la santé

Vous vous souciez de votre santé et de celle de vos proches ?... de votre silhouette, de votre confort digestif, de votre taux de cholestérol, de votre équilibre nutritionnel ? Les laitages végétaux sont à la fois savoureux, légers, exempts de cholestérol, très digestes, anti-allergiques... et affichent de nombreuses vertus nutritionnelles. Porteurs de réels bénéfices pour le bien-être et la santé, ils vous permettront de **faire évoluer vos habitudes alimentaires en douceur**, sans ressentir de privation.

Il n'est pas exagéré de dire que ces ingrédients végétaux sont en mesure de répondre à plusieurs problèmes de **santé publique** auxquels sont confrontées nos sociétés occidentales : l'augmentation des maladies cardio-vasculaires, l'obésité, les intolérances et les allergies alimentaires.

■ Des ingrédients dépourvus de cholestérol

Les professionnels de la santé ne cessent de le répéter : il faut réduire la consommation de graisses animales. Ces lipides dits « saturés » encrassent l'organisme, fatiguent le système biliaire, favorisent les problèmes cardio-vasculaires, l'hypertension ainsi que la prise de poids. Les acides gras saturés sont même suspectés d'intervenir dans les phénomènes inflammatoires et de participer à la survenue de certains cancers.

Solution simple et efficace : les laitages végétaux, totalement dépourvus de cholestérol ! Vous verrez que grâce à ces ingrédients, il n'est **plus besoin de se priver** d'une bonne crème de champignons, d'une appétissante quiche Lorraine, d'un succulent lapin en sauce... ni d'une délicieuse tarte à la crème pâtissière !

Pour s'en convaincre, il suffit de comparer les compositions en lipides des laitages végétaux et des laitages d'origine animale (voir tableau ci-après).

Signalons cependant **une exception : la noix de coco**, qui est un fruit naturellement riche en graisses saturées végétales. Mieux vaut donc éviter de consommer trop souvent le lait et la crème qui en proviennent. Réservez ces ingrédients goûteux pour les repas de fête.

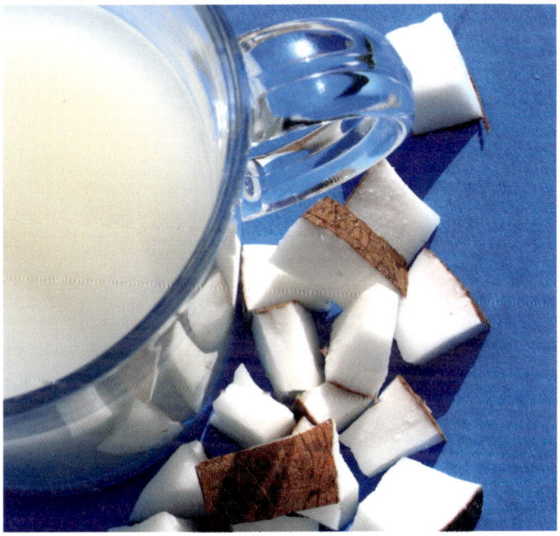

Les protéines de soja, bénéfiques pour le système cardio-vasculaire...

Les nutritionnistes conseillent aux personnes atteintes d'hypercholestérolémie de remplacer au moins partiellement les protéines animales par des protéines végétales comme celles de soja. Cette recommandation repose sur le résultat d'études scientifiques menées aux Etats-Unis, sur des échantillons de population aux taux très élevés de cholestérol (notamment de LDL, le « mauvais » cholestérol). Ces expériences *in vivo* ont véritablement prouvé l'action hypocholestérolémiante du soja. C'est pourquoi en 1999, la *Food and Drug Administration* a officiellement reconnu que la consommation de 25 g de protéines de soja par jour, dans le cadre d'une alimentation pauvre en graisses saturées et en cholestérol, diminue le risque cardio-vasculaire. En juillet 2002, c'était au tour d'autorités médicales britanniques (le *Joint Health Claim Initiative*) de confirmer l'effet bénéfique du soja sur le cholestérol sanguin.

... de même que les protéines de millet ? Des études en cours pourraient bientôt confirmer que la protéine de millet possède également des effets favorables sur le cholestérol sanguin. Des expériences déjà effectuées chez l'animal ont démontré que la consommation de la protéine de millet entraînait une augmentation du « bon » cholestérol (HDL).

Comparaison lipidique entre les laitages végétaux et les laitages d'origine animale

Ingrédients d'origine végétale
Ingrédients d'origine animale

	Lipides	dont insaturés	dont saturés	cholestérol	**Total calorique**
Crème fraîche entière	33 g	11,5 g	21,5 g	126 mg	330 Kcal
Crème fraîche allégée (15% de MG)	15 g	5,3 g	9,8 g	46 mg	165 Kcal
Crème chantilly	25 g	8,6 g	16,4 g	105 mg	270 Kcal
Crème soja « type chantilly »	11 g	1,2 g	9,8 g	0 mg	155 Kcal
Crème liquide de soja	13,3 g	11,5 g	1,8 g	0 mg	151 Kcal
Crème épaisse de soja (lactofermenté)	9,1 g	7,5 g	1,6 g	0 mg	115 Kcal
Crème liquide d'avoine	13 g	10 g	3 g	0 mg	150 Kcal
Crème liquide de riz	14 g	12,4 g	1,6 g	0 mg	160 Kcal
Crème liquide d'amandes (dégraissées)	0,7 g	0,6 g	0,05 g	0 mg	19 Kcal
Tofu	8 g	6,8 g	1,2 g	0 mg	135 Kcal
Tofu soyeux	2,2 g	1,8 g	0,4 g	0 mg	47 Kcal
Crème de noix de coco	24 g	2 g	22 g	0 mg	239 Kcal

Tous les chiffres s'entendent pour 100 g.
Ces données sont indicatives et peuvent varier d'une marque à l'autre.

	Lipides	dont insaturés	dont saturés	cholestérol	**Total calorique**
Lait de vache entier	3,5 g	1,2 g	2,2 g	12 mg	63 Kcal
Lait de vache demi-écrémé	1,8 g	0,6 g	1,2 g	7 mg	48 Kcal
Lait de soja	2 g	1,7 g	0,3 g	0 mg	41 Kcal
Lait de riz	1 g	0,9 g	0,1 g	0 mg	47 Kcal
Lait d'avoine	0,7 g	0,6 g	0,1 g	0 mg	35 Kcal
Lait de quinoa	2,5 g	2,1 g	0,4 g	0 mg	45 Kcal
Lait de millet	1,6 g	1,3 g	0,3 g	0 mg	50 Kcal
Lait d'amandes	4,15	3,9 g	0,25 g	0 mg	45 Kcal
Lait de noisettes	2 g	1,7 g	0,3 g	0 mg	40 Kcal
Lait de sésame	4,5 g	3,9 g	0,6 g	0 mg	50 Kcal
Lait de châtaignes	4,5 g	4,1 g	0,4 g	0 mg	40 Kcal
Lait de noix de coco	18 g	3 g	15 g	0 mg	179 Kcal

Yaourt nature au lait de vache	3,5 g	1,2 g	2,3 g	12,5 mg	70 Kcal
Yaourt maigre au lait de vache	0,3 g	0,1 g	0,2 g	1 mg	44 Kcal
Yaourt nature au lait de brebis	6 g	2 g	4 g	10 mg	95 Kcal
Yaourt de soja nature	2,5 g	2,1 g	0,4 g	0 mg	50 Kcal
Yaourt de riz aux noisettes	4,7 g	4,4 g	0,3 g	0 mg	140 Kcal

Beurre	82 g	30 g	52 g	230 mg	740 Kcal
Margarine végétale à cuire	80 g	48 g	32 g	< 2 mg	720 Kcal
Margarine végétale à tartiner	40 g	26 g	14 g	< 2 mg	360 Kcal

■ Une mine d'acides gras essentiels

Les laitages végétaux ne présentent pas seulement l'avantage d'être pauvres en graisses saturées et exempts de cholestérol. Ils sont en outre **riches en « bonnes graisses »**. Plus des deux tiers de leurs lipides sont en effet insaturés : mono-insaturés et surtout, poly-insaturés (lait de coco excepté).

Notre alimentation occidentale est à la fois trop riche en acides gras saturés et trop pauvre en graisses insaturées. Ces dernières devraient pourtant représenter les deux tiers de nos apports lipidiques ! On en est souvent loin... Le contenu de nos assiettes n'apporte pas une dose quotidienne suffisante d'acides gras essentiels. C'est d'autant plus dommageable que notre corps ne sait pas les fabriquer : nous les puisons exclusivement dans l'alimentation. L'apport moyen constaté est de 150 à 200 mg d'Oméga 3 par jour, alors qu'il nous en faudrait idéalement entre 750 mg et 1,25 g par jour. Consommer régulièrement des laitages végétaux, **riches en acide alpha-linoléique (Oméga 3)**, contribue à rétablir cet équilibre.

Les champions

- Lait de sésame
- Lait d'amande
- Lait de châtaigne

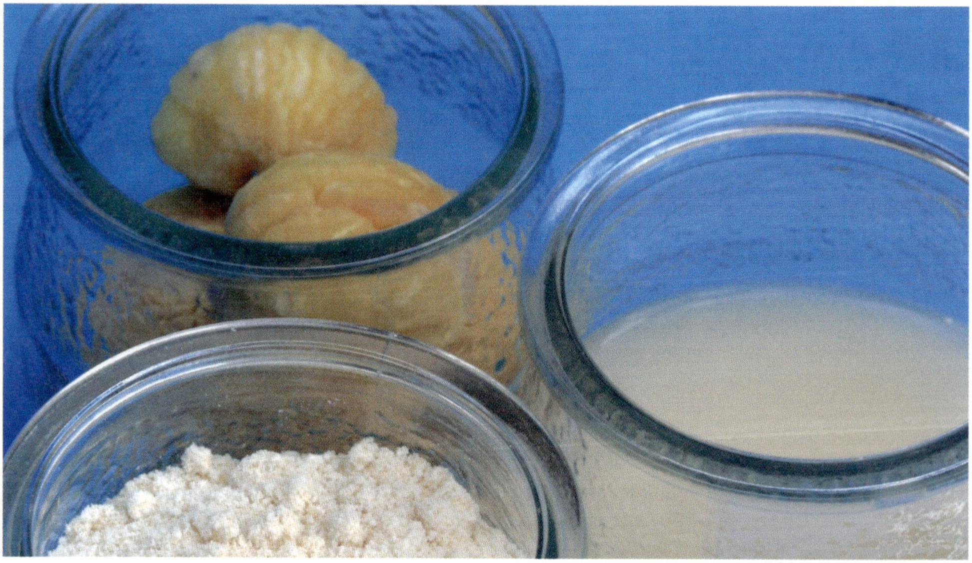

A quoi servent les « bons » acides gras ?

Plus communément appelés « les bonnes graisses », les acides gras insaturés forment deux grandes familles :

- Les acides gras monoinsaturés. Ils jouent favorablement sur le métabolisme du cholestérol, protégeant ainsi des maladies cardio-vasculaires.
- Les acides gras polyinsaturés. Ils se composent de deux grandes familles d'acides gras, dits « essentiels » car le corps n'est pas capable de les produire :
  Les **Oméga 6**, dont l'acide linoléique est le chef de file, contribuent notamment à diminuer le cholestérol total.
  Les célèbres **Oméga 3**, dont l'élément principal est l'acide alpha-linoléique. Ils favorisent l'augmentation du bon cholestérol et jouent les anges gardiens pour le muscle cardiaque.

Plus globalement, les **graisses polyinsaturées** interviennent de manière fondamentale dans l'élaboration et le fonctionnement des cellules, dont ils composent une bonne partie de la membrane. Ils jouent aussi un rôle dans le métabolisme des graisses. Par ailleurs, ils stimulent les défenses de l'organisme, améliorent la circulation sanguine, nourrissent la peau, réparent les tissus et les cellules nerveuses, soutiennent la mémoire et la vision. Enfin, ils protègent l'organisme contre les maladies cardio-vasculaires et les cancers.

Des protéines de qualité

Pour un bon équilibre nutritionnel, la moitié des protéines apportées quotidiennement par notre alimentation devrait être d'origine végétale. La raison est simple : les protéines végétales sont associées à des fibres, des vitamines, des minéraux et des acides gras insaturés, tandis que les protéines animales sont associées à du cholestérol et des acides gras saturés. Malheureusement, ce principe du 50% de protéines végétales et 50% de protéines animales est rarement respecté !

Les champions

- Lait de soja & tofu

Et dans une moindre mesure :

- Lait de quinoa
- Lait d'amandes
- Lait de noisettes
- Lait de sésame

Là encore, les laitages végétaux apportent une réponse simple et efficace puisqu'ils contiennent des protéines végétales de très bonne qualité. On y trouve représentés les **9 acides aminés essentiels**, constitutifs des protéines. Parmi eux : la lysine, connue pour faire la richesse protéique des viandes, des œufs et du lait de vache. Un argument de poids en faveur de ces aliments végétaux, quand on sait que les acides aminés essentiels ne sont pas fabriqués par l'organisme. Ils ne sont fournis que par notre alimentation.

Le champion en matière d'apport en protéines végétales est incontestablement **le soja**, dont la graine se constitue à **40 % de protéines**, avec tous les acides aminés essentiels représentés. A l'arrivée, le lait de soja compte près de 4 % de protides (autant que le lait de vache) et le **tofu** pas moins de 14 %. Soit quasiment **autant qu'un filet de bœuf**, sans les inconvénients de la graisse saturée et du cholestérol ! Vous comprenez à présent pourquoi l'on parle de « steak » de soja.

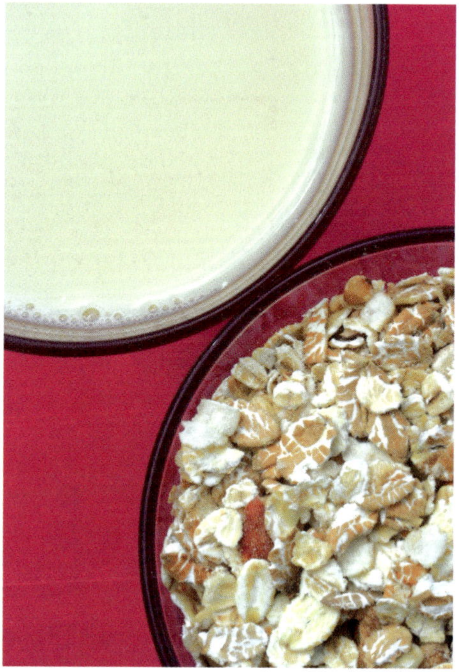

Les laits de quinoa, d'amandes, de noisettes et de sésame, apportent eux aussi tous les acides aminés essentiels, mais dans une quantité moindre que le lait de soja.

Quant aux laits de châtaignes, de millet et d'avoine, ils sont moins riches en protéines végétales mais représentent un complément significatif. Le millet possède un contenu en lysine relativement élevé comparé aux autres céréales. Les châtaignes donnent un lait également riche en lysine mais déficitaire en acides aminés soufrés. Tandis que les laitages d'avoine sont dépourvus de lysine, mais apportent d'autres acides aminés.

En revanche, le lait de riz est pour sa part très pauvre en protéines. Laissons également de côté le lait de noix de coco, à la fois pauvre en protéines et riche en graisses saturées.

Les amis de la balance !

Du fait de leur profil nutritionnel particulier, les laitages végétaux apportent une réponse intéressante aux problèmes de surpoids et d'obésité. Bien équilibrés nutritionnellement (avec des protides, lipides et glucides de bonne qualité) et très complémentaires entre eux en termes d'apports, ils offrent en même temps l'avantage d'être peu caloriques. Les produits issus du soja, notamment, sont de grands fournisseurs de protéines sans « mauvaises graisses » associées. Ce qui n'est pas le cas des aliments d'origine animale que sont la viande, le fromage ou le lait de vache, dont la richesse en protéines va de pair avec un excès de graisses saturées.

De bonnes sources de sucres complexes

Les glucides complexes (ou **sucres lents**), que l'on trouve en particulier dans les céréales complètes, constituent notre énergie de base. Ces carburants sains, qui se diffusent régulièrement et lentement dans le corps, nourrissent les muscles et le cerveau. Ils confèrent aux céréales complètes un **index glycémique modéré** : du fait qu'elles libèrent leur énergie progressivement, elles permettent d'éviter une élévation rapide du taux de sucre dans le sang. Malheureusement, l'alimentation actuelle a trop souvent tendance à négliger les sucres complexes au profit de nourritures chargées en graisses et en sucres rapides.

Les champions

- Lait de millet
- Lait d'avoine
- Lait de riz
- Lait de châtaignes

De toutes les boissons végétales, les laits de riz, de millet, d'avoine et de châtaignes sont les plus riches en glucides complexes. L'amidon que renferment ces 3 céréales et ce fruit se retrouve dans les laits végétaux qui en sont issus, à hauteur de 3 à 8 %. Cela en fait de bons fournisseurs d'énergie. Pour ne rien gâcher, les vitamines du groupe B présentes dans ces aliments (en particulier la vitamine B1) permettent une

excellente assimilation de ces glucides par l'organisme.
Attention, si vous cuisinez des plats salés, sachez que certains laits végétaux biologiques sont **adoucis avec des sucres naturels** : des sirops de céréales ou du sucre de canne non raffiné. Ces sucres de qualité, riches en minéraux, mêlent glucides complexes et glucides simples, et ne bousculent en rien l'équilibre des boissons végétales. Il faut simplement en tenir compte en matière de goût. Pensez à lire les étiquettes !
D'une manière générale, évitez les laits végétaux et les yaourts végétaux adoucis au sucre raffiné (que l'on rencontre en non bio). Ce type de sucre n'apporte que des calories inutiles et attaque les réserves en vitamines et minéraux de l'organisme.

Un complément bienvenu de fibres végétales

Les champions

- Lait de coco
- Lait de sésame
- Lait de noisettes
- Lait d'amandes
- Lait de châtaignes
- Tofu

L'importance des fibres pour un régime alimentaire sain n'est plus à prouver. Tout d'abord, elles facilitent le transit intestinal et peuvent constituer une protection contre le cancer du gros intestin. Ensuite, consommer des fibres permet d'être rassasié plus rapidement. Enfin, une alimentation riche en fibres produit un effet bénéfique avéré sur le taux de cholestérol.

Présentes dans les fruits et légumes, les fibres se trouvent également dans les céréales (surtout complètes), les légumineuses et les fruits secs. Par conséquent, elles font partie de la composition de tous les laitages végétaux, à des niveaux variables. Les meilleurs scores sont obtenus par les laits et crèmes de noix de coco, de sésame, de noisettes, d'amandes et de châtaignes, ainsi que le tofu.

Les laits de soja et de quinoa, en revanche, contiennent moins de fibres car les graines ont été dépouillées de leurs enveloppes externes lors de leur transformation. Si le tofu affiche une bonne teneur en fibres, c'est uniquement dû à sa composition très concentrée. Quant aux laits d'avoine, de millet et de riz, ils sont les petits derniers de la liste.

Intolérances alimentaires, allergies, système digestif sensible : faites les bons choix !

■ Des laitages végétaux très digestes

Les laitages végétaux cumulent bien des atouts. Pas de cholestérol, de fortes teneurs en acides gras insaturés, des acides aminés essentiels, des glucides complexes, des fibres... Tous ces points forts amènent un autre avantage : une **excellente digestibilité**.

Contrairement à une idée reçue au sujet des produits issus du soja, le fait que les graines aient été dépelliculées en début de processus empêche les phénomènes de flatulence ou de digestion difficile, généralement rencontrés avec les légumes secs. La seule réserve que nous émettons concerne les produits issus de la noix de coco, plus lourds à digérer car riches en graisses saturées.

Les champions

- Lait de riz
- Lait de millet
- Lait de quinoa

Tous les autres laitages végétaux (à base de riz, de millet, de soja, d'avoine, de quinoa et de fruits secs / oléagineux) peuvent être considérés comme des aliments légers, **très bien tolérés par les estomacs et les intestins sensibles**.

■ Des solutions concrètes pour les « intolérants » et les allergiques

Ces produits végétaux certifiés biologiques, **garantis sans OGM**, représentent une alternative gourmande pour les personnes qui souffrent d'intolérances alimentaires et d'allergies. A noter que **les laits de riz et de millet** sont **les plus neutres** de tous : ils peuvent généralement être consommés par les personnes allergiques. Le **lait de quinoa** ne présente lui non plus aucune contre-indication pour les personnes sensibles.

Mais ce livre ne saurait remplacer un avis médical établissant des règles précises pour le régime à observer en cas d'allergie. D'autant que le risque d'allergies croisées peut amener à prendre en compte plusieurs des allergènes cités ci-dessous.

➤ **Lactose.** Aucun des laitages végétaux cités dans ce livre ne contient de trace de lactose dans sa composition glucidique. **Ils conviennent tous** parfaitement aux intolérants au lactose, qui sont très nombreux *(voir dans le premier chapitre)*... et parfois, ne le savent pas eux-mêmes !

➤ **Soja.** Cette légumineuse peut être allergène, c'est pourquoi elle ne doit pas être introduite trop tôt chez le jeune enfant. Il existe fréquemment des allergies croisées lait de vache / soja. Dans ce cas, il faut **bannir tous les produits à base de soja** (lait de soja, crème de soja, tofu, yaourt de soja). En revanche, tous les autres laitages végétaux sont autorisés, ce qui offre un grand nombre d'alternatives.

➤ **Gluten.** Cette protéine, présente dans le blé, l'avoine et d'autres céréales, provoque de nombreuses intolérances et allergies alimentaires (maladie coeliaque). Pour une alimentation sans gluten, il faut **écarter le lait d'avoine** (et sa crème) ainsi que le **lait d'épeautre** (que l'on trouve beaucoup plus rarement). En revanche, sachez que le riz, le millet et le quinoa ne contiennent pas de gluten. Les laits de ces 3 céréales sont donc autorisés dans un régime sans gluten, ainsi que tous les autres : soja, oléagineux, châtaignes, coco.

➤ **Oléagineux**. L'allergie aux oléagineux, souvent croisée avec l'allergie aux arachides, interdit d'utiliser les produits à base d'amandes, de noisettes et de noix. Les autres laitages végétaux sont autorisés.

➤ **Sésame, coco, châtaignes.** Les allergies au sésame, à la noix de coco, ou encore aux châtaignes (plus rare) interdisent bien entendu d'utiliser les laits réalisés à base de ces produits.

Quels laits végétaux pour les bébés ?

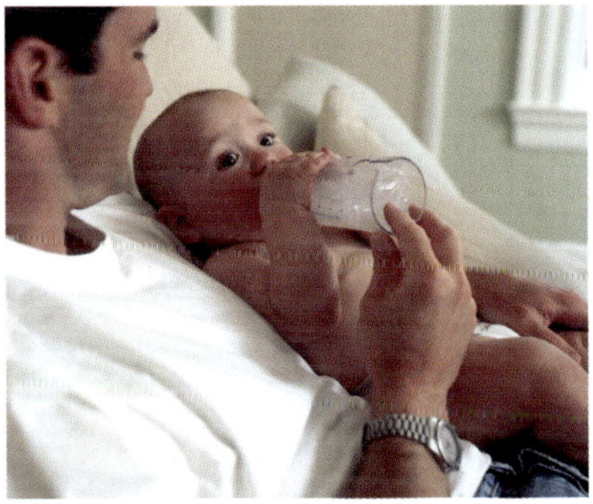

Le lait maternel est bien entendu le meilleur aliment possible pour les bébés de 0 à 6 mois. Mais la réalité en décide souvent autrement : impossibilité d'allaiter pour toutes sortes de raisons, reprise du travail... Les **laits maternisés**, tous à base de lait de vache, sont **à éviter** pour les raisons exposées dans le premier chapitre. Ils ont beau être « hypoallergéniques », les protéines du lait de vache n'ont pas perdu tout leur pouvoir allergisant, comme l'indique le Dr. Le Berre (dans *Soyons moins lait*, Terre vivante). Alors quelles alternatives végétales peuvent être envisagées ?

■ *A éviter :*

➤ Le lait de **soja**. Il ne convient pas aux très jeunes enfants, car il peut être allergisant.

➤ Le lait d'**avoine**. Il doit également être évité avant 6 mois, car il peut créer une sensibilité au gluten.

➤ Le lait de **riz**. Il ne pose pas de problème d'allergie, mais il n'est pas suffisamment complet sur le plan nutritif pour les 6 premiers mois de la vie, tant que l'on a pas commencé à introduire une alimentation diversifiée.

■ *Choissez plutôt :*

➤ Les laits **d'amandes**, de **châtaignes**, de **noisettes** et de **quinoa**. Ils sont très nutritifs et adaptés pour l'alimentation du bébé (sauf en cas d'allergie particulière à l'un de ces aliments). Ils devront tout de même être complémentés avec des huiles végétales de première pression à froid, riches en acides gras essentiels (huiles d'onagre, de bourrache, de foie de morue...). **Parlez-en avec votre pédiatre.**

➤ La solution la plus simple consiste à acheter des **laits infantiles végétaux biologiques** (instantanés en poudre) garantis sans lactose ni gluten (voir *Carnet d'adresses*). Généralement à base d'amandes, de noisettes ou de châtaignes, ils contiennent tous les nutriments nécessaires : protéines exclusivement végétales, vitamines, minéraux (dont calcium végétal), enzymes, éventuellement probiotiques, sans addition de sucre ni de sel. Il est également conseillé de les complémenter avec des huiles riches en acides gras essentiels.

Pensez à alterner les laits végétaux

Aucun lait végétal n'est meilleur qu'un autre pour la santé (sauf en cas d'allergie ou d'intolérance, bien sûr). **Chacun possède ses propres atouts**, que ce soit du côté des lipides insaturés, des protéines de qualité, des glucides complexes, des fibres... Certains s'illustrent même dans plusieurs domaines. Ne se cantonner qu'à l'un d'eux reviendrait à créer de nouveaux déséquilibres. De plus le « **principe de rotation** » permet de ne pas développer d'intolérance ou d'allergie si l'on a un terrain sensible. Il s'agit de faire coexister ces différents ingrédients dans l'alimentation quotidienne, afin d'en retirer non seulement tous les bénéfices pour l'équilibre nutritionnel, mais aussi une variété d'apports en vitamines et oligo-éléments.

■ A chacun ses vitamines, minéraux et oligoéléments

Chaque lait végétal comporte ses propres richesses en vitamines, minéraux et oligoéléments (*voir chapitre suivant*). Ces nutriments sont indispensables au maintien de notre santé, mais le corps humain ne sait pas les synthétiser. Il nous appartient de les lui fournir grâce à une alimentation bien choisie. Limitez votre consommation de produits raffinés, transformés, ou cuits à haute température. Intégrez les laitages végétaux à votre quotidien, aux côtés de fruits et légumes frais.

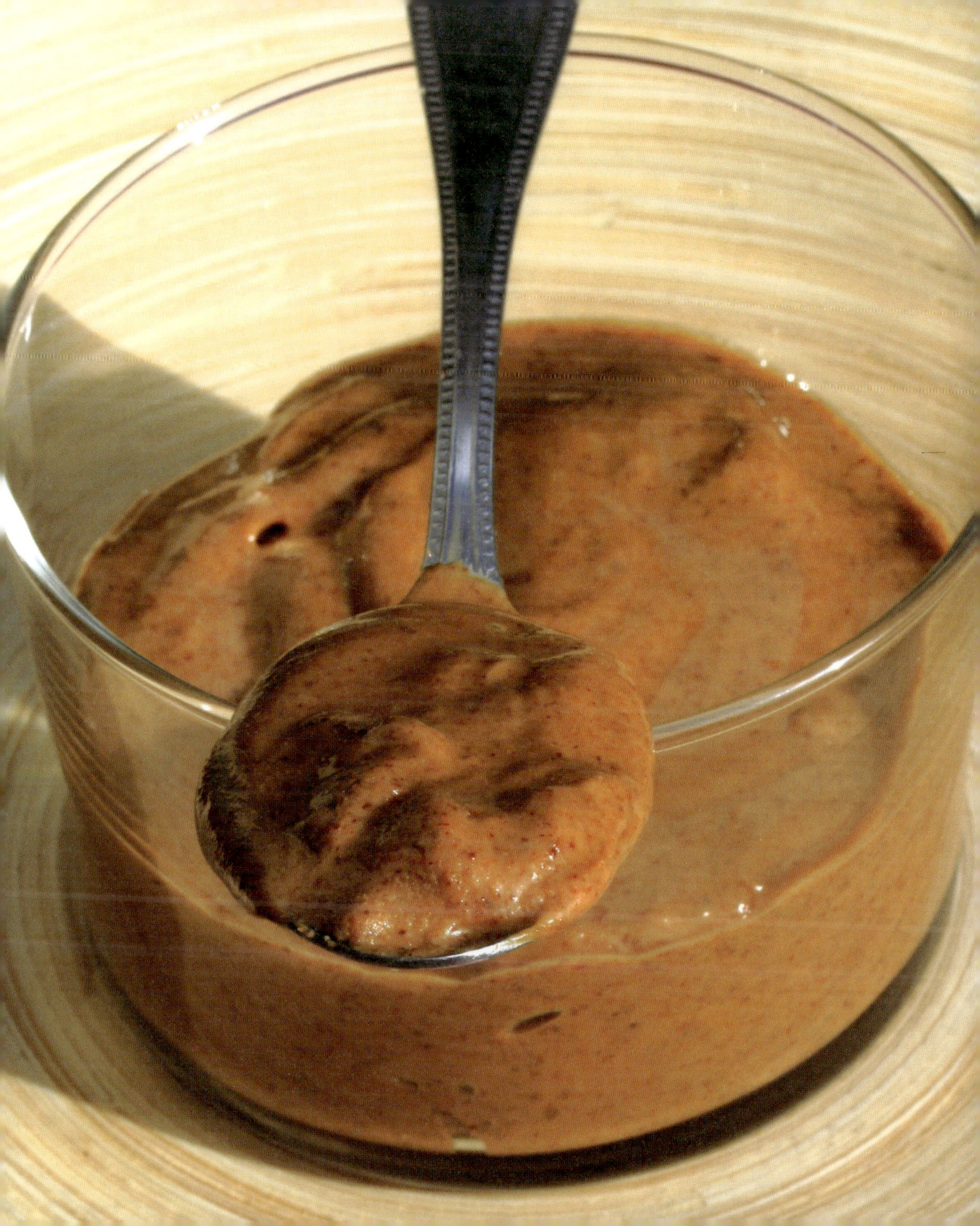

Du calcium dans les laits végétaux

Contrairement au calcium végétal, le calcium du lait de vache est mal assimilé par notre corps (*voir premier chapitre*). Une alimentation variée, riche en légumes, fruits, poissons gras, céréales, eaux minérales... nous apporte la dose nécessaire de calcium. Sachez que les laits végétaux sont également porteurs de calcium :

- les laits végétaux à base de sésame, de châtaignes, d'amandes, de noisettes et de quinoa contiennent **naturellement** du calcium.

- de nombreux laits végétaux sont vendus « **enrichis en calcium** ». Dans ce cas, ils apportent la même quantité de calcium que du lait de vache.

- Vous pouvez concocter vos propres laits végétaux riches en calcium : à base de poudre instantanée ou de purée d'oléagineux, auxquelles vous **ajoutez une eau minérale** à forte teneur en calcium.

Les champions

- Lait de sésame
- Lait de châtaignes
- Lait d'amandes
- Lait de noisettes
- Lait de quinoa
- Laits végétaux « enrichis en calcium »
- Instantanés ou purées + eau minérale riche en calcium

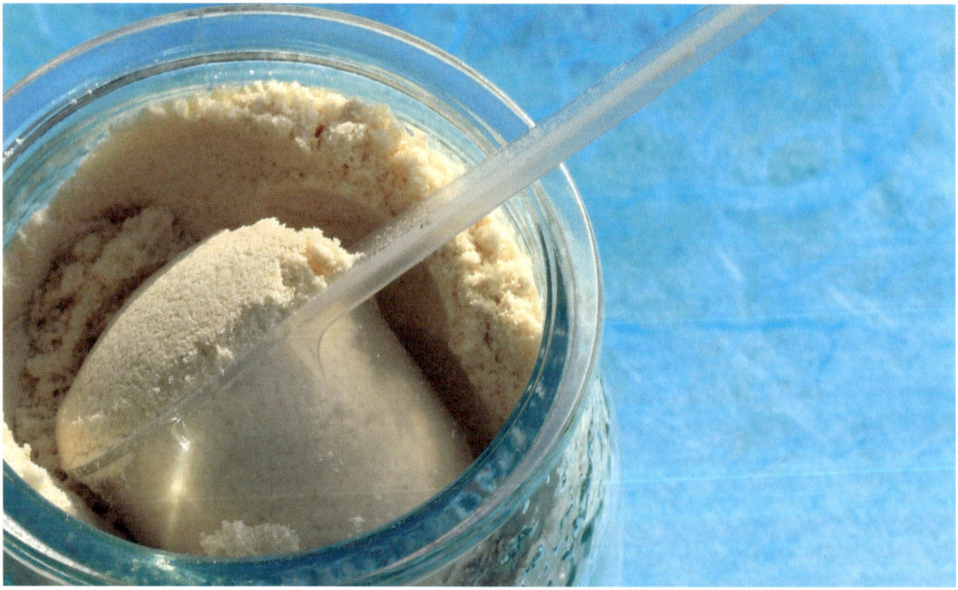

Ne donnez pas l'exclusivité au soja

Des vertus reconnues, mais aussi quelques inquiétudes

Une particularité propre aux produits issus du soja mérite d'être soulignée: la présence d'isoflavones. Il s'agit de phyto-œstrogènes, des substances végétales qui présentent une structure chimique similaire à celle des œstrogènes produits dans le corps humain.

➤ Chez les femmes ménopausées (dont les troubles sont dus à une baisse de production hormonale), il est établi que consommer du soja permet de **diminuer les bouffées de chaleur.**

➤ Des études ont révélé que les isoflavones ont un effet préventif sur la perte osseuse chez les femmes ménopausées. Les produits au soja permettent donc de prévenir l'ostéoporose en aidant à stabiliser la densité minérale osseuse.

➤ Les isoflavones contribueraient à **lutter contre le processus cancéreux**, en limitant la division cellulaire. Des études ont en effet démontré le rôle bénéfique du soja contre certaines tumeurs typiquement féminines, comme les cancers du sein et ceux de l'utérus. Cela expliquerait des taux de cancer du sein 5 à 8 fois moindres en Chine et au Japon (où les femmes sont grandes consommatrices de soja) que dans les populations d'Europe de l'Ouest.
Les femmes ne sont pas les seules concernées : des études épidémiologiques suggèrent qu'une alimentation riche en soja diminue le risque de développer un cancer de la prostate. Une maladie elle aussi bien moins répandue chez les hommes des pays asiatiques.

Des recherches sont en cours pour mieux explorer les mécanismes d'action des isoflavones du soja. Les scientifiques mettent cependant en garde contre un excès de phyto-œstrogènes, qui provoquerait une autre forme de déséquilibre. La **prise de soja chez les jeunes garçons**, notamment, pourrait **interférer avec la mise en place de leur système hormonal**.
Personne ne semble d'accord sur les quantités consommées à partir desquelles on peut s'inquiéter. Mais en toute chose, l'excès est mauvais. Optez donc pour la prudence chez les jeunes garçons, et pour la modération chez les autres. Pour profiter sans crainte des effets bénéfiques du soja, **pratiquez la rotation** des laitages végétaux dans votre alimentation quotidienne.

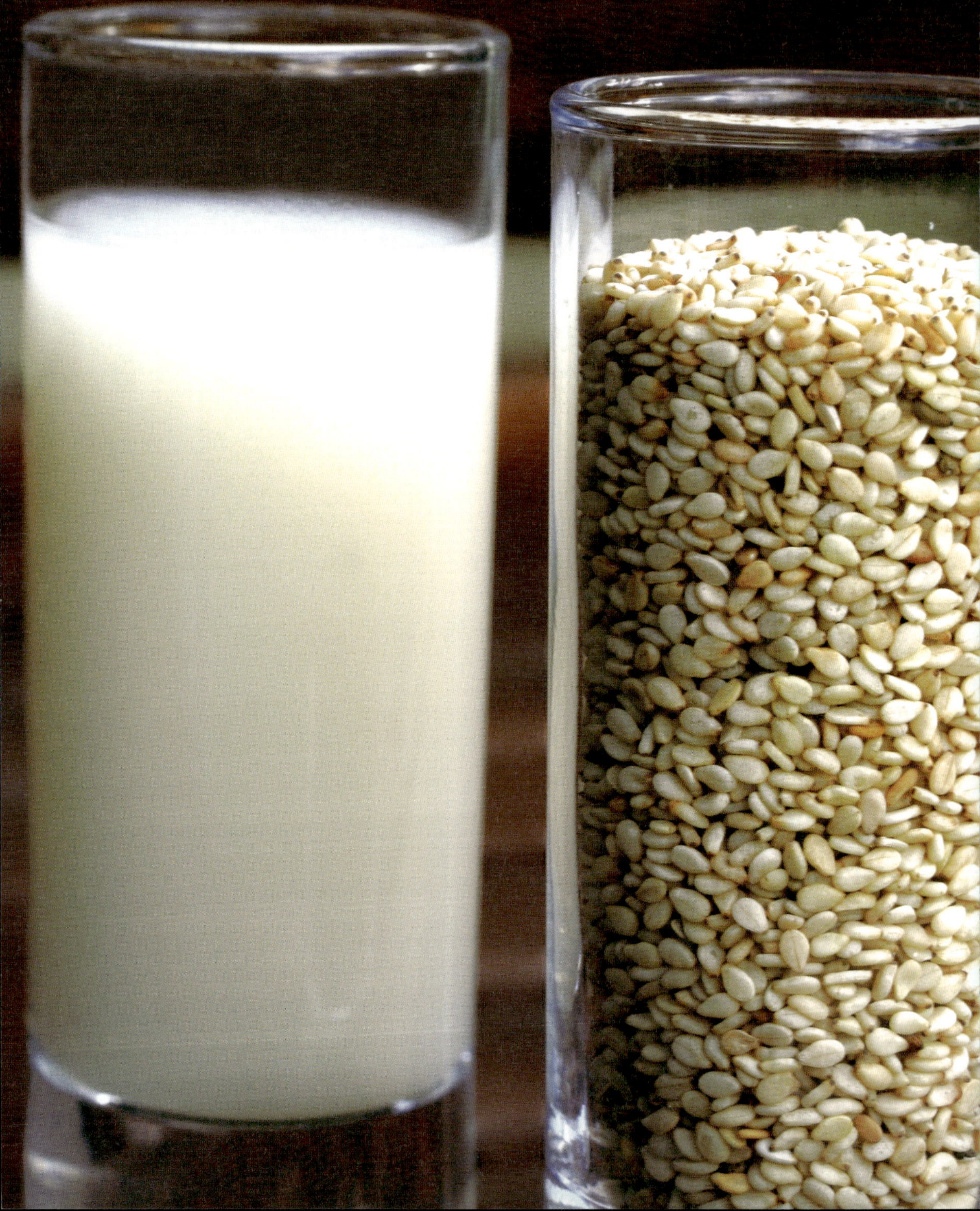

Plus de 20 substituts gourmands

sans vacherie

Lait d'Amandes
et compagnie

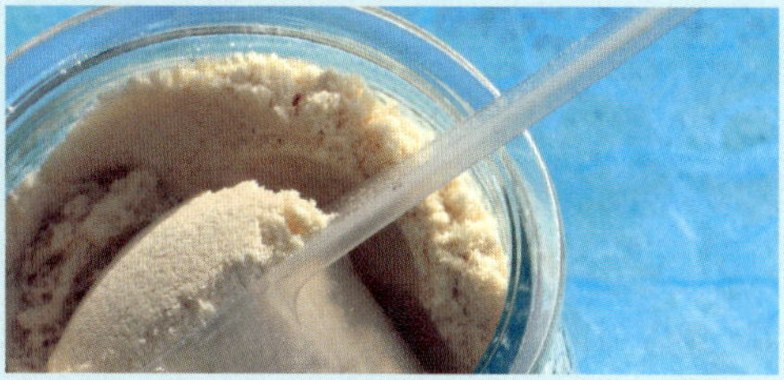

Nutriments

Très bonne pour la santé, l'amande est une excellente source de vitamine E, de calcium, de fer, de phosphore, de potassium, de magnésium, de manganèse et de zinc. Alcalinisante, cette graine oléagineuse se distingue aussi par sa richesse en acides gras monoinsaturés (Oméga 9). Enfin, elle compte des vitamines B1, B2, B3 et B9.

Atouts santé

Revigorante, anti-oxydante et hypocholestérolémiante, l'amande est un aliment préventif des maladies cardio-vasculaires, du diabète et de certains cancers. Elle stimule les défenses immunitaires et participe à la régulation du transit intestinal. Véritable calmant naturel, l'amande nourrit également le système nerveux. Des bénéfices santé que l'on retrouve dans les boissons et la crème liquide à base d'amandes. Ces produits végétaux peuvent être consommés par les personnes intolérantes ou allergiques au gluten et au soja.

Déclinaisons

▪ Le lait d'amandes

Boisson traditionnelle en Espagne, il est le plus connu des laits d'oléagineux. Le lait d'amandes se décline sous 3 formes :

▪ ***Lait d'amandes « prêt à l'emploi »***, en briques d'un litre. Il est fabriqué à partir d'amandes douces prétrempées, finement broyées puis mixées en purée avant d'être mélangées avec de l'eau pure.

▪ ***Poudre instantanée*** soluble dans l'eau. Il en existe plusieurs sortes : du lait d'amandes dégraissées, sans sucre ni sel ajoutés (moins de calories et une meilleure digestibilité), ainsi que des instantanés enrichis en compléments nutritionnels naturels : graines germées, spiruline, probiotiques, oméga 3, calcium...

■ ***Purée d'amandes*** non sucrée (complète ou blanche), à mélanger avec de l'eau de source.

Ces 2 dernières versions à préparer présentent l'avantage d'une longue conservation après l'ouverture de la boîte ou du bocal.

■ **La crème liquide d'amandes** ou « amande cuisine »

Cette petite brique de 25 cl, dont le contenu ressemble à s'y méprendre à la crème fraîche liquide allégée (même texture et même couleur), est l'une des petites dernières du marché des crèmes végétales. 100% végétale et sans cholestérol, elle se compose d'eau de source, d'amandes partiellement dégraissées et d'épaississants naturels.

Saveurs et associations

■ Contrairement à ce que l'on pourrait penser, le **lait d'amandes** ne sert pas seulement à concocter de délicieux desserts et boissons sucrées dont raffolent petits et grands. Il apporte également un grand raffinement aux sauces, aux soupes ou encore aux flans salés.

Attention toutefois, pensez à lire les étiquettes. Certains laits d'amandes sont sucrés (arôme vanille, sirop d'agave,...), ce qui peut provoquer quelques désagréments gustatifs dans un velouté ou autre plat en sauce.

■ A noter que le lait réalisé maison à partir de la **purée d'amandes complètes** (c'est-à-dire non mondées) est plus parfumé que celui réalisé à partir de la purée blanche.

■ Quant à **la crème liquide d'amandes**, elle séduit par sa note délicate. Son aspect est fluide et onctueux. Ses utilisations culinaires sont très variées.

Astuces cuisine

■ Pour **préparer un lait d'amandes à partir de poudre déshydratée**, comptez 2 à 4 cuillères à café (bien remplies) d'instantané pour 10 cl d'eau. Mélangez d'abord la poudre à une petite quantité d'eau chaude ou froide, puis ajoutez le reste du liquide, et mélangez de nouveau pour obtenir une boisson bien homogène. Nous vous conseillons d'utiliser de l'eau filtrée ou minérale afin de préserver toutes les qualités du lait végétal.

■ Pour **obtenir un lait homogène à partir d'une purée d'amandes**, comptez une grosse cuillère à soupe de purée pour 25 cl d'eau. Délayez d'abord la purée avec un peu d'eau dans un récipient à couvercle ou un shaker. Ajoutez le reste d'eau, fermez hermétiquement et secouez avec énergie.
Si vous souhaitez **préparer une sauce** de type béchamel avec du lait à **base de purée d'amandes**, cuisinez la sauce à l'eau puis ajoutez la purée en fin de cuisson. Ainsi, vous conserverez toutes les qualités gustatives et nutritionnelles des fruits secs.

■ **Evitez de faire bouillir la crème liquide** d'amandes dans la poêle ou la casserole. Par exemple, lorsque vous réalisez des veloutés de légumes, ajoutez la crème en fin de cuisson. Et ne laissez pas bouillir vos sauces salées.
De plus, en raison de sa très faible teneur en matière grasse, **cette crème ne se fouette pas**.

C'est moi qui l'ai fait

Pour réaliser un lait d'amandes maison, comptez 100 g d'amandes mondées pour 1 litre d'eau de source. La veille, mettez à tremper les amandes dans un peu d'eau durant toute une nuit. Egouttez-les et jetez l'eau de trempage. Broyez les amandes. Portez à ébullition l'eau de source et ajoutez hors du feu les amandes broyées. Laissez infuser durant 30 minutes, puis mixez au blender et filtrez. Question goût, ne soyez pas étonné si votre lait est un peu différent des boissons végétales du commerce, qui sont souvent enrichies (sirop de riz, huile, sel...). A vous de le personnaliser avec de la vanille, du sirop d'érable ou du sucre complet. Et si vous désirez un lait plus « amandé », réduisez la quantité d'eau. Ce lait maison se conserve au frais et doit être consommé rapidement (maximum 48 heures).

Zoom sur les laits instantanés

Depuis 1989, La Mandorle élabore en France, selon son procédé breveté, des poudres instantanées de boissons végétales à haute teneur en fruits, partiellement dégraissés. Elles sont biologiques, 100% naturelles, sans lait ni soja, sans gluten ni arachide, et sans cholestérol. A ces instantanés s'ajoutent deux derniers nés : une boisson prête à l'emploi, « eau d'amandes », et une crème liquide, « amande cuisine ».
Trois questions à Arnaud Vannier-Moreau, directeur de La Mandorle, et à Patricia Collino, responsable nutrition et développement.

Comment parvenez-vous à préserver toutes les vertus nutritionnelles des fruits (amandes, noisettes, châtaignes, coco) dans vos poudres instantanées ?

Nous partons de fruits en coques que nous décortiquons. Après émondage, les oléagineux sont pressés très lentement pour ne pas dépasser les 30 à 35°C, et respecter ainsi tous les nutriments. La pulpe du fruit obtenue après pressage se nomme la « fleur ». Dans ce processus, environ 70 % des lipides sont retirés. Nous en gardons une proportion nécessaire pour l'organisme. Cela permet à la fois une meilleure digestibilité et une plus grande concentration des nutriments. Notamment les protéines et les minéraux, en particulier le calcium, le magnésium, et le phosphore.
Pour réaliser le produit instantané, nous mélangeons intimement cette « fleur » avec de la maltodextrine (un sirop) de riz et de la fibre d'acacia. On obtient alors un granulé qui sera broyé. En fin de préparation, grâce à ce procédé breveté, l'instantané affiche d'excellents taux de nutriments.

Pour enrichir plus encore ces boissons végétales, vous ajoutez un certain nombre d'ingrédients naturels. Lesquels ?

Prenons l'exemple de la boisson végétale à base d'amandes. Elle affiche à la base une teneur en protéines et en minéraux très importante. Nous avons cherché à optimiser cette boisson.
Par exemple, « fleur d'amande Ω » est enrichie en acides gras essentiels, avec des Oméga 3 d'huile de poissons désodorisée qui viennent en complément des Oméga 6 de l'amande. Cette huile apporte aussi de la vitamine D, essentielle à la fixation du calcium. L'ajout de lithothamne (une algue) permet de plus d'avoir un apport équilibré et bien assimilé de magnésium et de calcium. Pour l'équilibre intestinal et les défenses immunitaires, nous complétons l'action prébiotique de la fibre d'acacia par l'ajout de probiotiques (les mêmes bactéries que dans le lait maternel). C'est pourquoi cette boisson végétale très digeste est adaptée à tous les âges, du bébé au senior, et particulièrement aux personnes sensibles et allergiques.

Vous proposez également des préparations pour petit-déjeuners aux graines germées...

Oui, la gamme « fleur O germ' » (amandes ou noisettes-cacao) offre une autre association avec des graines germées de légumineuses et de céréales sans gluten, qui apportent un complément en glucides lents et protéines. On ajoute également à la boisson noisettes-cacao de l'algue spiruline pour un apport renforcé en fer, en acides aminés et en antioxydants. Sans oublier l'acérola, une baie très riche en vitamine C, qui améliore la fixation du fer. L'objectif : obtenir un produit agréable à la dégustation, bénéfique à la santé, toujours dans une démarche de « plaisir et santé au naturel » !

Lait d'Avoine et compagnie

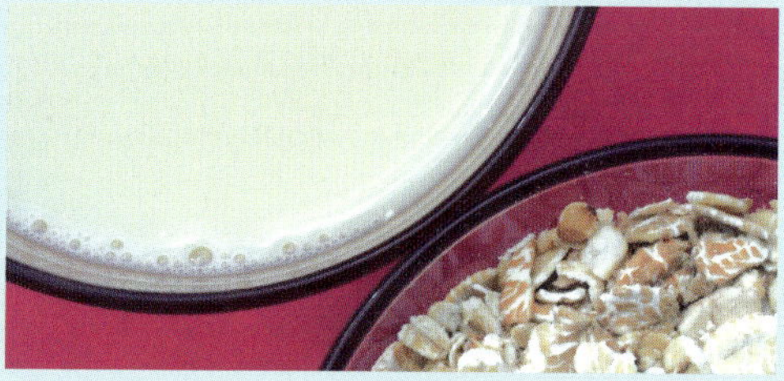

Nutriments

« La bouillie d'avoine produit des hommes de fer » dit un proverbe allemand. Il est vrai que cette céréale ne manque pas d'atouts. Sa teneur en glucides et protéines en fait un aliment végétal de choix. Sans compter ses apports en fibres, en vitamines (B1, B5, E) et en minéraux (manganèse, fer, zinc).

Atouts santé

Riches en glucides complexes, le lait et la crème d'avoine fournissent une énergie à libération prolongée. Ils possèdent des vertus fortifiantes, permettent de mieux résister à l'hiver, contribuent au bon fonctionnement du cerveau, et modèrent l'index glycémique. Bien qu'elle soit considérée moins allergène que le blé, l'avoine est déconseillée aux personnes intolérantes ou allergiques au gluten.

Déclinaisons

■ Le lait d'avoine

Traditionnellement cultivée dans les régions froides (comme le Canada, la Finlande, la Suède, l'Allemagne, l'Ecosse ou encore la Russie), l'avoine a constitué pendant des siècles la base de l'alimentation des pays nordiques. Son « lait » fort agréable est obtenu en cuisant les céréales finement broyées, à feu doux dans de l'eau purifiée. Egalement appelé « oat drink » (« boisson d'avoine » en anglais), il est disponible « **prêt à l'emploi** » en briques d'un litre. Le lait d'avoine existe aussi dans des versions aromatisées (vanille, chocolat...).

■ La crème liquide d'avoine ou « avoine cuisine »

Elle ressemble à la crème fraîche liquide traditionnelle : même présentation dans une petite brique de 25 cl, même texture fluide. Pourtant, cette crème liquide est végétale à 100 %. Elle se compose d'eau, d'avoine, d'huiles (colza et palme), d'épaississants naturels et de sel.

Saveurs et associations

■ Très léger et doux, le **lait d'avoine** se distingue par son goût subtilement noisetté. Il se déguste aussi bien nature que dans les préparations salées et sucrées.

■ La **crème liquide** se distingue par sa note délicate de noisette. Son aspect est fluide et onctueux. Ses utilisations culinaires sont très variées.

Astuces cuisine

■ **Evitez de laisser bouillir** la crème liquide d'avoine dans la poêle ou la casserole. Par exemple, lorsque vous réalisez des veloutés de légumes, ajoutez la crème en fin de cuisson. Par ailleurs, cette crème **ne se fouette pas**.

■ Pour réaliser **une sauce froide épaisse** (sauce crudités, mayonnaise, béarnaise...), placez la crème d'avoine au réfrigérateur durant une nuit entière avant d'y ajouter les ingrédients choisis. Ce séjour au frais lui aura donné une consistance beaucoup plus épaisse.

C'est moi qui l'ai fait

Pour réaliser un lait d'avoine maison, comptez 30 g de flocons (ou gruau) d'avoine pour 1 litre d'eau minérale. La veille, mettez à tremper l'avoine dans un peu d'eau durant toute une nuit. Puis égouttez-la et jetez l'eau de trempage. Portez à ébullition l'eau de source, ajoutez l'avoine et laissez mijoter à petit feu durant 1 heure. Remuez de temps en temps. Mixez, puis réservez durant 30 minutes. Filtrez. Vous pouvez personnaliser ce lait en ajoutant du sirop de riz, du sucre complet ou encore de la purée de dattes. Ce lait maison se conserve au frais et doit être consommé rapidement (maximum 48 heures).

Lait de Châtaignes

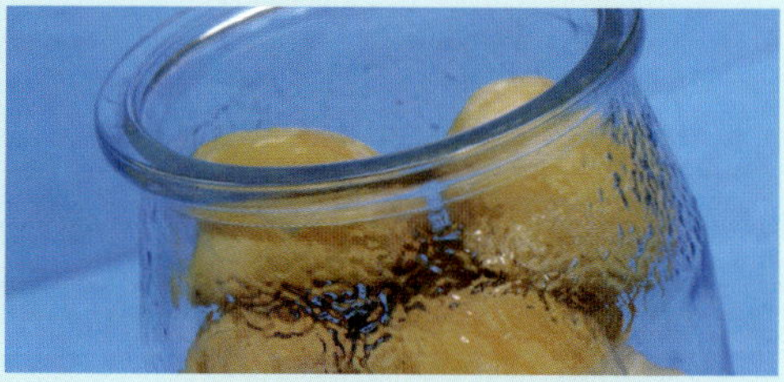

Nutriments

Riche en glucides complexes, en fibres et en acides gras insaturés, la châtaigne a pour principal atout sa grande richesse minérale. Elle se distingue par des apports élevés en potassium, fer, magnésium, calcium, manganèse et cuivre. Elle contient également des vitamines du groupe B et de la vitamine E.

Atouts santé

Le lait de châtaigne fournit une énergie à libération prolongée, modère l'index glycémique, accélère l'impression de satiété, protège le système cardio-vasculaire, contribue à une bonne santé de l'estomac et de l'intestin, et aide à prévenir certains cancers (digestifs). Cette boisson végétale peut être consommée par les personnes intolérantes ou allergiques au gluten et au soja.

Déclinaisons

Le lait de châtaignes est fabriqué à partir de châtaignes pelées, cuites à basse température de manière à conserver le maximum de nutriments. Il se décline sous 2 formes :

- ***Poudre instantanée*** soluble dans l'eau.
- ***Purée de châtaignes*** non sucrée, que l'on mélange avec de l'eau de source.

Ces 2 versions présentent l'avantage d'une longue conservation après l'ouverture de la boîte ou du bocal.

Saveurs et associations

Le lait de châtaignes fait de savoureux breuvages. En cuisine, il trouve sa place au chapitre des desserts. Mais pas seulement ! Non sucré, il s'associe merveilleusement bien avec les légumes dans les gratins et les soupes, notamment avec les choux et les potirons.

Astuces cuisine

- Pour **préparer un lait de châtaignes à partir de poudre déshydratée**, comptez environ 2 cuillères à café d'instantané pour 10 cl d'eau. Mélangez d'abord la poudre à une petite quantité d'eau chaude ou froide, puis ajoutez le reste du liquide, et mélangez de nouveau pour obtenir une boisson bien homogène. Nous vous conseillons d'utiliser de l'eau filtrée ou minérale afin de préserver toutes les qualités du lait végétal.

■ **Pour obtenir un lait homogène à partir d'une purée de châtaignes**, comptez une grosse cuillère à soupe de purée pour 25 cl d'eau. Délayez d'abord la purée avec un peu d'eau dans un récipient à couvercle ou un shaker. Ajoutez le reste d'eau, fermez hermétiquement et secouez avec énergie.
Une petite astuce, si **vous souhaitez préparer un potage crémeux** (par exemple au potiron) : délayez la purée de châtaignes (2 cuillères à soupe pour 4 personnes) dans un peu d'eau et ajoutez-la à votre potage juste avant de servir.

C'est moi qui l'ai fait

Pour réaliser un lait de châtaignes maison, mixez 3 belles cuillères à soupe de farine de châtaignes avec 1 litre d'eau minérale. Versez dans une casserole et portez à ébullition. Veillez à bien mélanger pour que votre lait n'attache pas. Réservez au frais. Ce lait maison se conserve au frais et doit être consommé rapidement (maximum 48 heures).

Lait de Noisettes

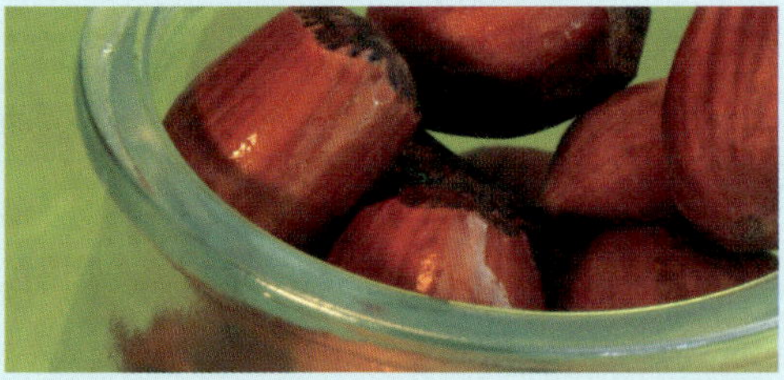

Nutriments

La noisette présente une concentration remarquable en minéraux et oligoéléments : potassium, phosphore, magnésium, calcium, fer, zinc, cuivre... A cela s'ajoute une forte teneur en acide gras insaturés, parmi lesquels figurent les précieux Oméga 6 et Oméga 3. Sans oublier sa richesse en protéines et la présence des vitamines A, B, C et E.

Atouts santé

Riche en protéines et en fibres, le lait de noisettes affiche un profil vitaminique qui en fait un aliment antioxydant. Il favorise la digestion, contribue à une bonne santé de l'estomac et de l'intestin, combat les crampes musculaires, améliore le rapport bon / mauvais cholestérol, protège le système cardio-vasculaire, et aide à prévenir certains cancers (digestifs).

Déclinaisons

Le lait de noisettes se décline sous 3 formes :

■ ***Prêt à l'emploi,*** en briques d'un litre ou de 25 cl. Il est fabriqué à partir de noisettes finement broyées puis mixées en purée avant d'être mélangées avec de l'eau pure.

■ ***Poudre instantanée*** soluble dans l'eau.

■ ***Purée de noisettes*** (non sucrée) à mélanger avec de l'eau de source.

Les deux dernières versions offrent l'avantage d'une longue conservation

Saveurs et associations

Le lait de noisettes est délicieux à boire tel quel. En cuisine, il s'intègre parfaitement aux desserts. Mais il s'associe également aux légumes dans les gratins et les soupes, notamment avec les choux et les potirons.

Attention, le lait de noisettes conditionné en briques est généralement sucré et ne convient pas pour les préparations salées.

Astuces cuisine

■ **Pour préparer un lait de noisettes à partir de poudre déshydratée**, comptez 4 à 5 cuillères à café (selon l'intensité voulue) pour réaliser 25 cl de lait végétal. Mélangez d'abord la poudre à une petite quantité d'eau chaude ou froide, puis ajoutez le reste du liquide, et mélangez de nouveau pour obtenir une boisson bien homogène. Nous vous conseillons d'utiliser de l'eau filtrée ou minérale afin de préserver toutes les qualités du lait végétal.

■ **Pour obtenir un lait homogène à partir d'une purée de noisettes**, comptez 2 cuillères à soupe de purée pour 25 cl d'eau. Délayez d'abord la purée avec un peu d'eau dans un récipient à couvercle ou un shaker. Ajoutez le reste d'eau, fermez hermétiquement et secouez avec énergie.

C'est moi qui l'ai fait

Pour réaliser un lait de noisettes maison, comptez 100 g de noisettes décortiquées pour 1 litre d'eau minérale. La veille, mettez à tremper les noisettes dans un peu d'eau durant toute une nuit. Egouttez-les et jetez l'eau de trempage. Versez les noisettes et l'eau minérale dans une casserole, portez à ébullition et prolongez la cuisson de 5 minutes. Laissez infuser le mélange durant 30 minutes. Puis mixez et filtrez. Ce lait maison se conserve au frais et doit être consommé rapidement (maximum 48 heures).

Lait de Noix de coco et compagnie

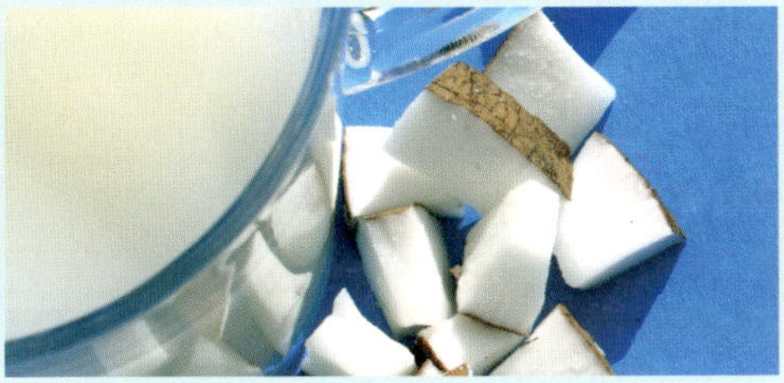

Nutriments

Très riche en fibres, la noix de coco est également une excellente source de minéraux (fer, manganèse, cuivre). Son apport en vitamine C est négligeable, mais elle se rattrape avec les vitamines du groupe B et la vitamine E.

Atouts santé

Le lait et la crème de coco ont des propriétés antioxydantes et combattent les crampes musculaires. Ils stimulent également le fonctionnement des intestins.
Attention, la noix de coco est un fruit naturellement riche en graisses saturées végétales. Mieux vaut donc éviter de consommer trop souvent le lait et la crème qui en proviennent. Réservez ces ingrédients goûteux pour les repas de fête... A moins de choisir un lait à la pulpe de coco dégraissée.
Le lait et la crème de coco peuvent être consommés par les personnes intolérantes ou allergiques au gluten et au soja.

Déclinaisons

Le lait de coco

Boisson traditionnelle des régions à cocotiers, ce lait exotique est obtenu en mixant le liquide très léger contenu dans la noix de coco avec la pulpe de cette dernière. Sous nos latitudes, le lait de coco est vendu :

- ***Prêt à l'emploi*** sous forme de briques ou en boîte de conserve. Préférez-le sans additif ni épaississant, avec pour seuls ingrédients : « lait de noix de coco et eau ».
- ***En poudre instantanée*** soluble dans l'eau.

La crème de coco

Issue du pressage du lait de coco, cette crème existe en version sèche ou liquide (en briquettes). Choisissez-la toujours sans additif : l'étiquette doit indiquer « 100 % noix de coco ».

Saveurs et associations

Ces ingrédients délicieux font merveille dans les recettes d'Asie, d'Inde et des îles : viandes et poissons façon sucré-salé (marinés ou en sauce), entremets, desserts exotiques et boissons estivales.

Astuces cuisine

■ **Pour préparer un lait de coco à partir de poudre déshydratée**, comptez 4 à 5 cuillères à café (selon l'intensité voulue) pour réaliser 25 cl de lait végétal. Mélangez d'abord la poudre à une petite quantité d'eau chaude ou froide, puis ajoutez le reste du liquide, et mélangez de nouveau pour obtenir une boisson bien homogène. Nous vous conseillons d'utiliser de l'eau filtrée ou minérale afin de préserver toutes les qualités du lait végétal.

■ **Lorsque vous chauffez du lait de coco** prêt à l'emploi à la casserole, pensez à le mélanger constamment pour éviter qu'il ne caille.

■ Contrairement aux crèmes liquides de soja et de céréales, **la crème de noix de coco supporte très bien d'être fouettée**. Elle permet donc la réalisation d'une crème de type « chantilly »... à condition de la placer une nuit au réfrigérateur la veille de votre préparation. Sans cela, vous n'arriverez pas à obtenir une consistance suffisamment épaisse.

■ **Pour transformer une crème de coco sèche** en crème onctueuse (pour les sauces, par exemple), diluez-la dans de l'eau chaude.

C'est moi qui l'ai fait

Pour réaliser un lait de coco maison, comptez 100 g de noix de coco râpée pour 1 litre d'eau minérale. La veille, mettez à tremper la coco dans l'eau durant toute une nuit. Puis versez le tout dans une casserole, portez à ébullition et prolongez la cuisson 5 minutes à feu doux. Laissez infuser le mélange durant 30 minutes. Filtrez. Attention, ce lait maison est très riche, n'en abusez pas. A conserver au frais et à consommer rapidement (maximum 24 heures).

Lait de Millet

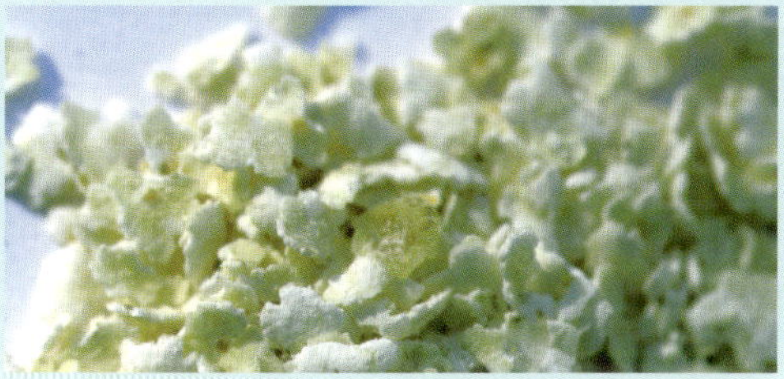

Nutriments

La qualité des protéines du millet est supérieure à celle du blé : il possède une teneur en lysine (acide aminé essentiel) plus élevée que toutes les autres céréales (en dehors du quinoa, qui n'est pas exactement une céréale). Autre atout, sa teneur en vitamines A, B1, B2, B9 et E. Il renferme également de nombreux minéraux tels que le zinc, le phosphore, le cuivre, le fer et le potassium.

Atouts santé

Dépourvu de gluten, le millet est peu allergène et facile à digérer. C'est l'une des rares céréales alcalinisantes. Sa richesse en silice en fait un aliment bénéfique pour les os. Il combat les crampes musculaires, améliore le rapport bon / mauvais cholestérol, protège le système cardio-vasculaire. Il renforce les défenses naturelles et le système nerveux. Riche en glucides complexes, il fournit une énergie à libération prolongée. On le recommande en cas d'anémie. Le lait de millet peut être consommé par les personnes intolérantes ou allergiques au gluten et au soja.

Déclinaisons

Le lait de millet, disponible **prêt à l'emploi** en briques d'un litre, est très digeste et fort agréable au goût. Il est obtenu en cuisant les céréales finement broyées à feu doux dans de l'eau purifiée.

Saveurs et associations

En raison de son goût doux et neutre, le lait de millet est délicieux à boire tel quel. En cuisine, il s'associe avec tous les mets, salés et sucrés.

Astuce cuisine

Pour préparer un flan léger et délicieux, délayez de l'arrow root (une fine fécule dénuée de gluten) ou de l'agar agar (gélifiant végétal) dans le lait végétal froid. Chauffez à feu doux sans cesser de remuer. Ajoutez des légumes, des herbes ou du sirop d'érable... Laissez refroidir. En quelques minutes, vous réaliserez ainsi de délicieux flans... sans œufs.

Lait de Quinoa

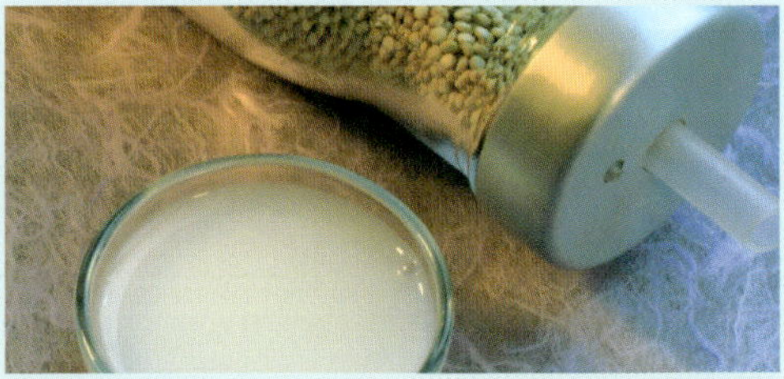

Nutriments

Le quinoa possède des teneurs en protéines de qualité et en fibres particulièrement élevées. Il est également intéressant pour ses acides gras insaturés et sa richesse en micronutriments (calcium, fer, manganèse, cuivre).

Atouts santé

Le lait de quinoa aide à la digestion et contribue à diminuer le cholestérol sanguin. Il favorise le bon développement du cerveau et du système nerveux, et stimule la croissance. Très digeste, ce lait végétal peut être consommé par les personnes intolérantes ou allergiques au gluten et au soja.

Déclinaisons

Plante à petites graines rondes originaire d'Amérique du Sud, le quinoa appartient à la famille des épinards. Il se décline sous 2 formes :

- ***Prêt à l'emploi*** en briques d'un litre. Il peut être pur ou mélangé avec du lait de riz.
- ***En poudre instantanée*** soluble dans l'eau.

Saveurs et associations

Le lait de quinoa se démarque par son onctuosité, ce qui en fait un ingrédient parfait pour les milk-shakes, les crèmes dessert, les crêpes... Lorsqu'il s'agit de le consommer nature au verre ou sur les céréales du matin, son petit goût particulier peut séduire... ou au contraire déplaire. A vous de tester !

Pour les recettes salées, évitez les laits de quinoa adoucis (sirop d'agave, riz parfumé...). Leur goût sucré s'avère dérangeant pour les béchamels, les soupes ou autres préparations salées. Vérifiez donc sa composition sur l'étiquette.

Astuces cuisine

Pour préparer un lait de quinoa à partir de poudre déshydratée, comptez environ 2 cuillères à café d'instantané pour 10 cl d'eau, selon l'intensité voulue. Mélangez d'abord la poudre à une petite quantité d'eau chaude ou froide, puis ajoutez le reste du liquide, et mélangez de nouveau pour obtenir une boisson bien homogène. Nous vous conseillons d'utiliser de l'eau filtrée ou minérale afin de préserver toutes les qualités du lait végétal.

Lait de Riz
et compagnie

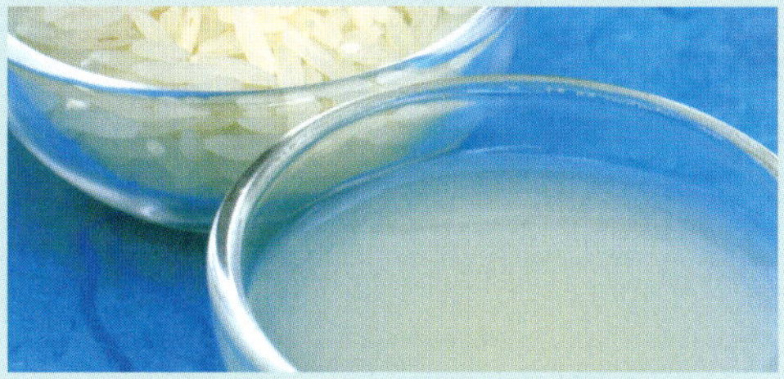

Nutriments

Bien doté en minéraux, le riz renferme du potassium, du phosphore, du magnésium, du calcium et du silicium. Côté vitamines, il apporte des vitamines A, B1, B2 et B6.

Atouts santé

Riche en glucides complexes, le lait de riz fournit une énergie à libération prolongée. Il aide à la digestion, contribue au bon fonctionnement du cerveau, modère l'index glycémique. Il est recommandé pour les personnes qui ne tolèrent ni le gluten ni le soja.

Déclinaisons

- **Le lait de riz**

Cette boisson végétale est fabriquée à partir du riz complet : les grains de riz finement broyés sont cuits à feu doux dans de l'eau purifiée. Vendu **prêt à l'emploi** en briques ou bouteilles d'un litre, le lait de riz existe aussi dans des versions aromatisées (vanille, chocolat...) ou enrichies au calcium.

- **La crème liquide de riz ou « crème de riz cuisine »**

Vendue en petites briques de 20 ou 25 cl, cette crème ressemble à s'y méprendre à de la crème fraîche liquide allégée (même texture et même couleur). Elle est arrivée tout récemment sur le marché des crèmes végétales. Exclusivement végétale et sans cholestérol, elle se compose d'eau, de riz complet, d'huile de tournesol pressée à froid, d'épaississant naturel et de sel marin.

■ **Le « yaourt » (ou flan) de riz**

Ce délicieux dessert est réalisé à base de lait de riz, de ferments, de sirop de riz, d'amidon de riz, de purée d'oléagineux et d'agar agar. On le trouve dans les rayons frais des magasins bio, où il est conditionné en petits pots, comme les yaourts traditionnels.

Saveurs et associations

■ **Le lait de riz** peut entrer dans la composition d'absolument tous les styles de recettes. Il possède un goût discret et délicat associé à une texture proche de celle du lait de vache. C'est aussi une boisson excellente à déguster nature.

Pour les préparations culinaires salées, préférez-le « sans sucre ajouté ». Pour le petit-déjeuner ou le goûter des enfants, il existe dans des versions sucrées (nature) et aromatisées (vanille, chocolat, fruits...).

■ **La crème liquide** de riz possède un goût neutre qui permet de l'associer à des plats aussi bien salés que sucrés.

Astuces cuisine

Evitez de laisser bouillir la crème liquide de riz dans la poêle ou la casserole. Ajoutez toujours la crème en fin de cuisson.

Par ailleurs, en raison de sa très faible teneur en matière grasse, **cette crème ne se fouette pas.**

Lait de **Sésame**

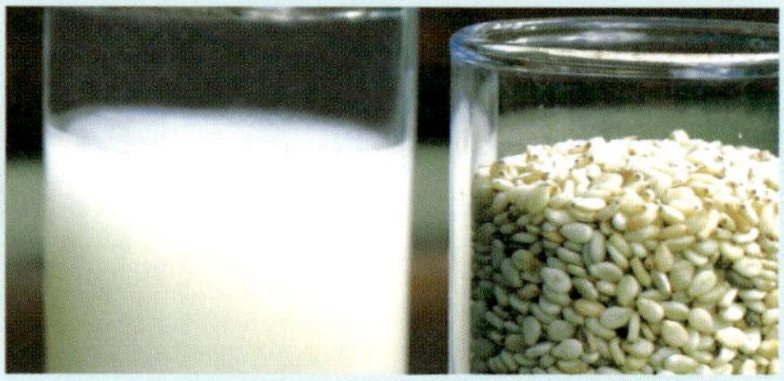

Nutriments

Très riche en fibres et en acides gras essentiels, le sésame renferme de nombreux minéraux (principalement du calcium, du cuivre, du sélénium et du fer). C'est aussi une bonne source de vitamines E, A, B1, B2, et de niacine (B3), bénéfique à la peau et aux cheveux.

Atouts santé

La consommation régulière de ce puissant reminéralisant permet de prévenir les caries, l'ostéoporose et l'anémie. Le sésame régule l'équilibre acido-basique et facilite la digestion. Antioxydant, il protège les systèmes cardio-vasculaire et nerveux. Il est réputé bénéfique pour la mémoire et la clarté de l'esprit.

Déclinaisons

Il n'existe pas de lait de sésame prêt à l'emploi. On l'obtient à partir de **purée de sésame** (également appelée **tahin**) que l'on mélange à de l'eau de source. Cette purée peut être blanche ou demi complète. Elle est réalisée à partir de graines de sésame grillées à basse température et finement broyées.

Saveurs et associations

Son goût typique en fait une boisson savoureuse. Il s'intègre parfaitement à toutes les recettes, salées et sucrées (vinaigrettes, houmous, cakes, biscuits...). Sachez que la purée de sésame demi complet donne un lait végétal plus fort en goût.

Astuces cuisine

■ **Pour obtenir un lait homogène**, comptez une grosse cuillère à soupe de purée pour 25 cl d'eau. Délayez d'abord la purée avec un peu d'eau dans un récipient à couvercle ou un shaker. Ajoutez le reste d'eau, fermez hermétiquement et secouez avec énergie.

■ **Pour préparer une sauce** au lait de sésame, cuisinez la sauce à l'eau, puis ajoutez la purée en fin de cuisson. Ainsi, vous conserverez toutes les qualités gustatives et nutritionnelles du sésame.

Lait de Soja et compagnie

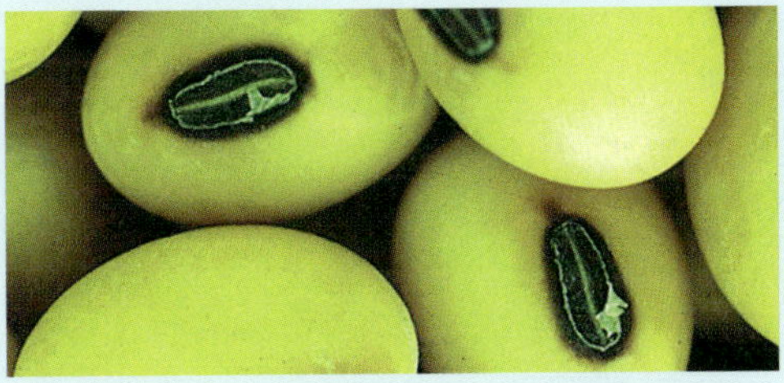

Nutriments

Le soja est une légumineuse riche en protéines de grande qualité. C'est une très bonne source d'acides gras essentiels, de vitamines B9, de magnésium, de fer et de potassium. Il renferme aussi, dans une moindre mesure, du calcium, du cuivre, du phosphore, du zinc, des vitamines B1 et B6. Le soja contient des phyto-oestrogènes.

Atouts santé

Les nombreux produits issus du soja (lait, crèmes, yaourts et tofu) contribuent à diminuer le cholestérol sanguin, protègent le système cardio-vasculaire, fournissent des protéines de grande qualité, atténuent les troubles de la ménopause (bouffées de chaleur, ostéoporose), aident à prévenir certains cancers (sein, utérus, prostate) et contribuent à une bonne santé de l'intestin (surtout le tofu). Le soja peut être consommé par les personnes intolérantes ou allergiques au gluten.

Déclinaisons

Le lait de soja

Egalement appelé « tonyu », « jus de soja » ou encore « boisson au soja », le lait de soja est certainement le plus connu de tous les laits végétaux. On le trouve **prêt à l'emploi**, conditionné en briques d'un litre.

De la grande famille des haricots et des pois, le soja est une légumineuse millénaire originaire d'Asie qui produit des graines jaune pâle, de la taille de petits pois. Ces graines sont d'abord trempées, puis dépelliculées, broyées, et enfin, cuites sous pression. Le mélange obtenu est filtré, pasteurisé ou stérilisé. Sachez que le lait de soja biologique est garanti « non OGM ».

Il existe en différentes versions : nature, parfumé (vanille, chocolat, fruits), mélangé à d'autres laits végétaux (noisettes, amandes) ou encore, enrichi en calcium.

La crème liquide de soja

Elle ressemble à s'y méprendre à la crème fraîche liquide traditionnelle : même présentation dans une petite brique de 20 ou 25 cl, même texture et même couleur. Pourtant, cette crème liquide, également appelée « soja cuisine », est végétale à 100%. Elle se compose de lait de soja, d'huile (de tournesol ou de colza) et d'épaississants naturels.

Il existe aussi des crèmes liquides mixtes, à base de soja et de céréales.

La crème épaisse de soja

Sa consistance épaisse est obtenue avec du tofu lactofermenté (voir page 78), des huiles végétales et des épaississants naturels. On la trouve dans les rayons frais des magasins bio, où elle est conditionnée dans le même genre de petits pots que les crèmes fraîches épaisses traditionnelles.

Idéale pour réaliser des sauces épaisses froides (mayonnaise, guacamole, sauces crudités, tartare ou béarnaise...), cette crème permet également de concocter d'onctueuses purées de légumes.
Pour les préparations sucrées, en revanche, son goût de soja lactofermenté peut déranger. Nous lui préférons le tofu soyeux.

La « crème chantilly » végétale

Appelée « soya topping cream » (littéralement, « crème au soja pour napper »), cette crème liquide légèrement sucrée et délicatement parfumée à l'extrait naturel de vanille peut accompagner les desserts telle quelle.
Elle peut également être fouettée, grâce à sa composition enrichie en graisses de coco (5%) et de palme (5%). Le résultat : une délicieuse crème chantilly 100% végétale, à la fois gourmande, digeste et légère.

Le yaourt de soja

Fabriqué à partir de lait de soja fermenté, ce yaourt végétal existe en version nature ou décliné dans toute une gamme de parfums.
Les yaourts de soja permettent aussi de concocter des milk-shakes, des bavarois, des flans ou des mousses.

Le tofu

Ce « fromage » végétal provient de la transformation naturelle du lait de soja. Ce dernier se caille en présence du nigari, une présure issue du sel marin. Il s'agit alors de séparer le fromage coagulé de son petit-lait, puis de bien l'égoutter avant de le presser dans un moule qui lui donne sa forme de bloc carré.
Le tofu classique existe en 3 versions : nature, aux herbes et fumé.

Le tofu soyeux

Mets traditionnel très prisé au Japon où il se nomme « kinugoshi », le tofu soyeux se distingue par sa finesse et son onctuosité. Fabriqué de la même manière que le tofu ordinaire, il est cependant moins pressé, ce qui lui donne une consistance plus souple, proche du flan. On le trouve également au rayon frais, emballé dans des barquettes hermétiques.

Le tofu lactofermenté

Ce tofu est le résultat de la rencontre des techniques fromagères classiques et du lait de soja. Attention, fermentation lactique ne veut pas dire présence de lait ou de sous-produits laitiers. Ce mode de fabrication présente le double avantage de rendre le tofu plus digeste et de fournir à l'organisme des bactéries amies de la flore intestinale. On trouve ce tofu lactofermenté emballé en barquettes hermétiques, aux rayons frais des magasins bio.

Zoom sur le tofu lacto-fermenté

Ce produit, issu de la lacto-fermentation, trouve ses origines dans les recherches menées en 1995 par Jean-James Garreau, docteur en biologie (Ecologie Humaine appliquée, Université des Sciences de Bordeaux). Elles lui ont inspiré la mise au point d'un « fromage végétal » (procédé breveté) à base de lait de soja. Une innovation primée à plusieurs reprises, notamment au concours d'Agropole en 1996, qui a incité Jean-James Garreau à créer l'entreprise Le sojami en 1997. Il nous éclaire sur ces produits végétaux particuliers.

Que signifie « lacto-fermentation » ?

C'est le principe de l'industrie laitière fromagère classique, que nous appliquons au « lait » de soja. Le tonyu constitue un excellent milieu de culture pour les ferments lactiques.
Ce procédé de lacto-fermentation, employé dans la choucroute, le pain ou le fromage, est millénaire et universel. Il permet à la fois de conserver les aliments et de les enrichir. Car les bactéries lactiques y produisent des vitamines et autres nutriments. C'est l'inverse de la stérilisation, qui appauvrit les aliments.

Quel est intérêt nutritionnel de cette lacto-fermentation appliquée au lait de soja et au tofu ?

Tout d'abord, elle améliore la digestibilité du soja. Par exemple, ses « sucres de flatulence » vont être éliminés par les bactéries lactiques. De plus, les bactéries lactiques (encore vivantes dans nos produits, qui ne sont pas pasteurisés) apportent de nombreuses propriétés : elles sont bénéfiques à la digestion et à la flore intestinale (avec des effets probiotiques), elles renforcent le système immunitaire, participent à la synthèse des vitamines B et K, sont hypocholestérolémiantes, favorisent la lactation... Elles sont considérées comme des facteurs de vitalité, de bonne santé et de longévité.

Les personnes intolérantes ou allergiques au lait de vache peuvent-elles consommer des ferments lactiques ?

Oui. Fermentation lactique et lactose sont deux choses totalement différentes. Dans ce procédé de fermentation, les bactéries lactiques transforment les sucres des aliments en acides lactiques. Ces sucres peuvent être aussi bien le lactose du lait de vache que les sucres végétaux présents dans le soja ou dans le chou. L'acide lactique qui résulte de cette dégradation des sucres n'a rien à voir avec le lait.

Le tofu lacto-fermenté a-t-il un goût spécifique ? Comment se cuisine-t-il ?

La lacto-fermentation apporte un petit « plus » gustatif, un peu « fromager », un peu acidulé, qui oriente vers l'univers fromage. Vendu en petits cubes, le tofu lactofermenté peut être utilisé dans les salades et pour les apéritifs. On peut aussi le cuire, le cuisiner en sauce, mais cela va tuer les ferments lactiques et leurs bienfaits particuliers. On bénéficiera tout de même d'un produit digeste, puisque les sucres du soja auront été déstructurés.

Saveurs et associations

■ **Le lait de soja** nature présente un goût assez neutre qui convient à toutes les recettes. Attention cependant, lisez bien la composition sur les étiquettes. Car certains laits de soja, pourtant spécifiés « nature », sont adoucis au sucre, au sirop de céréales ou aux arômes de vanille. C'est souvent vrai pour ceux qui sont enrichis au calcium, dont il faut masquer le goût minéral. Résultat, ils sont inappropriés pour les recettes salées ! Réservez ces derniers à la préparation des desserts et des boissons.
A noter, le lait de soja est moins agréable à boire au verre que d'autres laits végétaux (par exemple les laits de riz, d'amandes, de noisettes ou d'avoine). Pour cet usage de simple boisson, vous pouvez tester le lait de soja aromatisé à la vanille, au chocolat, ou aux fruits.

■ Avec son goût tout à fait neutre et sa consistance onctueusement fluide, la **crème liquide** de soja permet de réaliser de savoureuses sauces salées et sucrées. Elle s'incorpore parfaitement dans les soupes, quiches, omelettes, gratins, flans et autres pâtisseries.

■ Dans leur version nature, **les yaourts** de soja permettent de réaliser de nombreuses préparations culinaires. Notamment des sauces froides au yaourt, des mousses de légumes, des marinades pour viandes et poissons, ou encore des cakes moelleux.

■ Le **tofu** possède un goût assez fade, c'est donc plutôt pour sa texture qu'il est intéressant. Lorsqu'il est consommé en dés, il est d'abord mariné dans une sauce, puis préparé en brochettes, en salade composée ou tout simplement accompagné de légumes.
Mixé avec des ingrédients très parfumés, le tofu apporte une consistance parfaite pour réaliser des rillettes aux herbes, des galettes poêlées, des clafoutis, ou encore des garnitures de tartes salées et sucrées.

■ Le **tofu soyeux** peut être dégusté « à la japonaise », c'est-à-dire en cubes dans un bouillon de légumes. Son goût délicat et sa texture moelleuse en font surtout une base raffinée pour les flans salés ou sucrés, les mousselines de légumes, ainsi que les mousses de fruits frais.

Astuces cuisine

■ Comme c'est l'usage avec les crèmes fraîches liquides, **évitez de laisser bouillir la crème liquide de soja** dans la poêle ou la casserole. Par exemple, lorsque vous réalisez des veloutés de légumes, ajoutez la crème en fin de cuisson. Et ne laissez pas bouillir vos sauces salées.
Autre conseil : **ne la fouettez pas**. En raison de sa faible teneur en matière grasse, elle se coagulerait et donnerait une consistance désagréable à vos préparations.

■ **La crème épaisse de soja** se cuisine comme une véritable crème fraîche.

■ **Pour enrichir vos salades estivales, faites mariner des dés de tofu lactofermenté** dans un mélange d'huile d'olives, d'épices, de tomates séchées, d'ail et d'olives.

C'est moi qui l'ai fait

Pour réaliser du lait de soja maison, prévoyez 150 g de graines de soja jaune pour 1 litre d'eau minérale. Première étape, mettez à tremper les graines dans un peu d'eau durant 24 heures. Deuxième étape, égouttez-les et jetez l'eau de trempage. Broyez finement le soja, faites le chauffer avec l'eau minérale dans une casserole, portez à ébullition et prolongez la cuisson à feu doux durant 30 minutes. Remuez de temps en temps. Mixez et réservez durant 30 minutes. Filtrez. Vous pouvez ajouter du sirop de riz, du sucre complet ou encore de la purée de dattes. Ce lait maison se conserve au frais et doit être consommé rapidement (maximum 24 heures).

Zoom sur les produits au soja

Depuis plus de 25 ans, Nutrition & Soja propose, sous la marque Soy, une gamme complète de produits biologiques à base de soja ou de céréales : notamment tofu, « laits » de soja (ou tonyu), crème végétale à cuisiner, crèmes desserts...
Nutrition & Soja est basé à Revel, en Haute-Garonne sur les lieux mêmes de production du soja biologique. Ce qui lui a permis, en collaboration avec plus de 200 agriculteurs régionaux, de développer sa propre filière de soja bio garanti issu de semences non OGM.
Trois questions à Bernard Storup, Directeur Général de Nutrition & Soja.

Pourquoi faut-il choisir un « lait » de soja et un tofu biologiques plutôt que conventionnels ?

Pour la qualité des matières premières employées (absence de traitements et d'utilisation de pesticides et d'engrais de synthèse), mais aussi pour une question de sens et de cohérence globale. Nous avons de tous temps choisi de n'utiliser que du soja cultivé dans notre région Midi-Pyrénées, car nous croyons à la nécessité d'un lien réel avec nos agriculteurs bio locaux et à la capacité de chacun d'agir de manière forte sur notre environnement, dans l'esprit de l'agriculture biologique. Ce partenariat régional nous a ainsi permis de développer une filière de production de soja non OGM, sur la base d'un cahier des charges contrôlé par un organisme indépendant, et d'avoir une traçabilité complète du champ jusqu'à notre atelier de production à Revel.

Comment parvenez-vous à préserver de manière optimale les qualités nutritionnelles du soja ?

Nous utilisons un procédé de fabrication traditionnel (nettoyage des graines, broyage, cuisson puis filtration) pour obtenir notre tonyu (ou « lait » de soja) et travaillons à partir de graines de soja entières. Nos produits conservent ainsi toutes les qualités originelles de la graine de soja. Nous nous refusons à travailler à partir de farines ou d'isolats de soja auxquels seraient rajoutées de l'huile et de l'eau, comme on peut quelquefois le voir sur le marché.

Que répondez-vous à la polémique actuelle concernant les méfaits d'une consommation excessive de soja, notamment sur les enfants ?

La polémique concernant le soja est partie d'un rapport de l'AFSSA paru en mars 2005 qui laisserait penser que la consommation de produits au soja ne conviendrait pas aux jeunes enfants, et que les adultes ne devraient pas consommer l'équivalent de plus de 5 produits au soja par jour. Cette étude, qui va à l'encontre de la position des milieux scientifiques internationaux, ne s'appuie à ce jour sur AUCUNE étude effectuée chez l'Homme montrant une quelconque toxicité du soja dans le cadre d'une alimentation normale. Le soja, comme tout autre aliment, est bon à partir du moment où il s'inscrit dans le cadre d'une alimentation équilibrée.
Tout comme les autres aliments, les produits au soja ne sont pas adaptés aux enfants de moins de 6 mois. Les aliments traditionnels au soja peuvent être introduits dès qu'ils ont une alimentation diversifiée et trouvent leur place dans le cadre d'une alimentation équilibrée et variée.

Margarine végétale

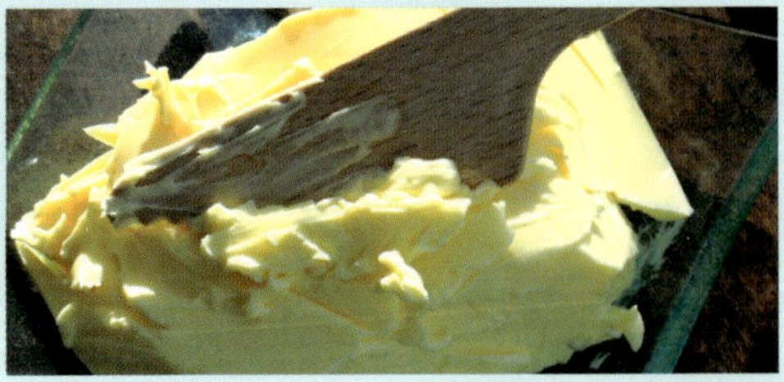

Atouts santé

Riche en acides gras insaturés, la margarine végétale est l'alliée de la cuisine légère, anti-cholestérol et anti-allergique. Elle peut remplacer le beurre dans absolument toutes les préparations. Attention, toutes les margarines ne se valent pas

Déclinaisons

Optez pour les margarines végétales **issues de l'agriculture biologique**. Elles sont garanties sans lactose, sans conservateur, sans colorant artificiel, sans arôme artificiel ni stabilisant de synthèse.
Méfiez-vous des margarines végétales non bio vendues en grandes surfaces. La plupart contiennent du lactose (sous forme de poudre de lait), et ne conviennent donc pas aux personnes intolérantes ou allergiques au lait. Toutes ou presque renferment des graisses hydrogénées et trans, nocives pour la santé. Ces matières grasses ont été chauffées, transformées, trafiquées, ce qui en fait des aliments porteurs d'une forte concentration en molécules oxydantes. Une porte ouverte à de nombreuses maladies, notamment aux cancers. De plus, ces graisses étant non assimilables par l'organisme, elles s'agglutinent un peu partout, en particulier sur les parois des artères, et perturbent les mécanismes hormonaux.
A ces mauvaises graisses s'ajoute généralement tout un arsenal chimique : colorants, conservateurs et autres stabilisants de synthèse.

Astuces cuisine

■ **Les margarines « à tartiner »** doivent obligatoirement être utilisées à cru. A teneur réduite en matières grasses, elles ne supportent pas la cuisson.

■ Pour les préparations à cuire, utilisez exclusivement des margarines végétales bio « **spéciales cuisine et pâtisserie** ». Leur composition est faite pour supporter les températures de cuisson sans se dégrader.

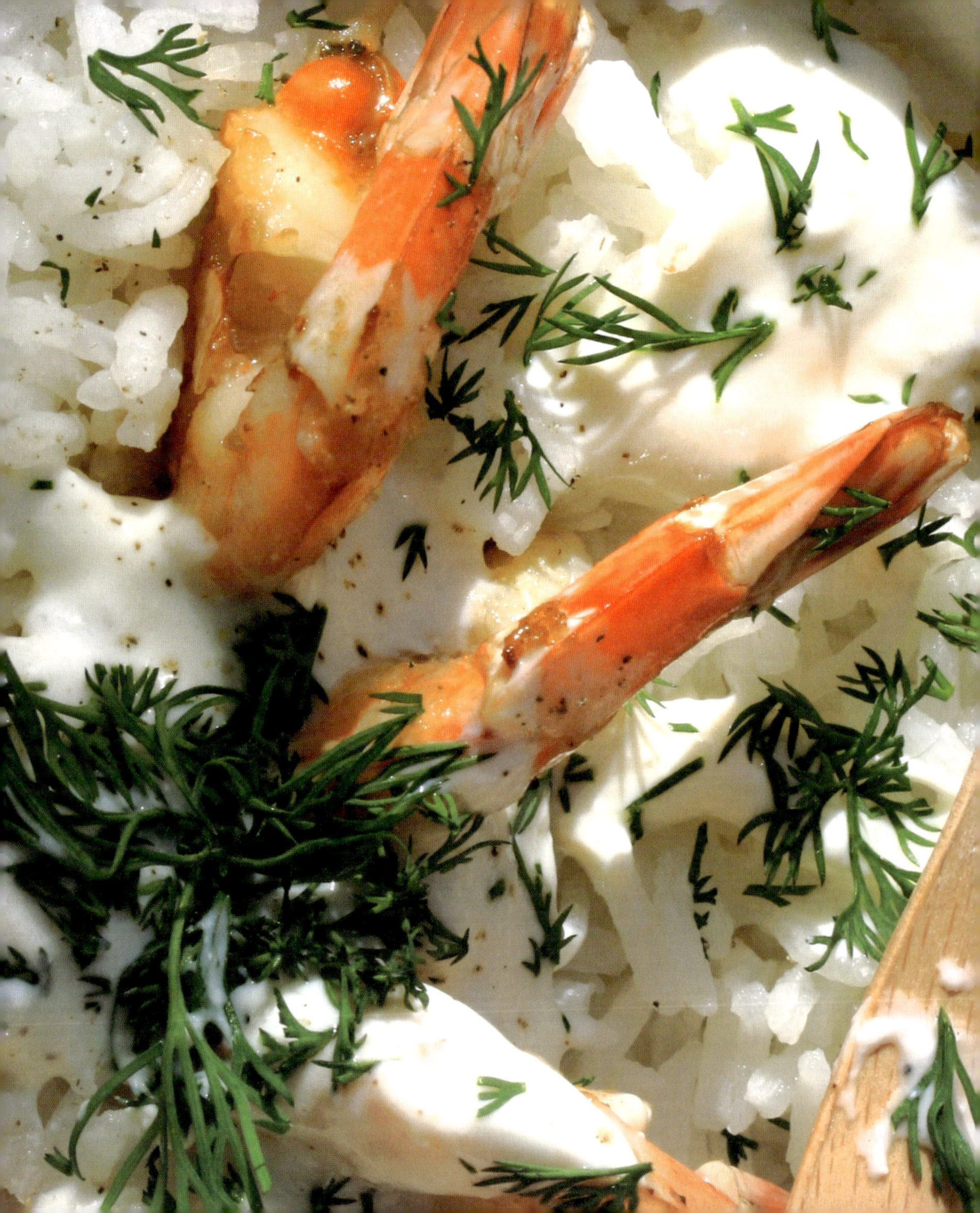

Recettes gourmandes sans lait

Grands principes et petites astuces

Manger sain et gourmand

- Alternez les laitages végétaux pour bénéficier des vertus spécifiques de chacun.
- Privilégiez les produits provenant de l'agriculture biologique : œufs bio, farines et céréales complètes biologiques, etc.
- Préférez les fruits et légumes bio de saison, produits près de chez vous.
- Alternez les types de viandes et de poissons, pour diversifier les apports nutritionnels et limiter les effets cumulés des polluants.
- Préférez les sucres naturels et non raffinés (sucre de canne biologique complet ou roux, miel, sirops de céréales, sirop d'érable, sirop d'agave...) aux sucres raffinés.
- A chaque fois que c'est possible, privilégiez les cuissons douces (vapeur, wok, étouffée).
- Pensez à accompagner régulièrement vos repas de crudités (légumes crus, fruits).

Gratiner sans fromage râpé

C'est tout à fait possible ! Voici 2 solutions, aussi goûteuses que croustillantes :

- Saupoudrez votre plat de chapelure avant de l'enfourner. Du pain sec (rôti quelques minutes au four) ou de petits pains croustillants passés au mixeur feront très bien l'affaire. Vous pouvez également acheter de la chapelure bio prête à l'emploi. Attention aux chapelures industrielles (non bio) qui contiennent du lactose et des matières grasses. Petite astuce, mélangez les herbes hachées de votre choix à la chapelure.

- Autre possibilité, mixez des amandes, des noisettes, ou un mélange des deux. Mêlez-y de l'ail et du persil hachés, ou encore des fines herbes. Vous pouvez éventuellement allonger le tout avec un peu de chapelure. Saupoudrez-en votre plat et placez-le au four comme indiqué dans la recette. Un délice.

A vous de jouer...

Pour chaque recette, nous vous proposons d'utiliser un laitage végétal spécifique. N'hésitez pas à explorer d'autres possibilités. A présent, vous en savez assez pour vous lancer. Pourquoi ne pas interchanger les laits végétaux, ou encore les crèmes ? Vous découvrirez alors des saveurs différentes.

LE SALÉ

Mousse de pois chiches

Pour 4 personnes
Préparation : 5 minutes

200 g de pois chiches cuits
5 cuillères à soupe de crème liquide de soja
1 cuillère à soupe de tahin (purée de sésame)
2 gousses d'ail réduites en purée
1 cuillère à soupe de jus de citron
2 cuillères à café de cumin
Sel et poivre

1. Passez tous les ingrédients au mixeur. Rectifiez l'assaisonnement si besoin.
2. Garnissez de rondelles de citron et servez accompagné de petits pains libanais ou grecs de type « pita » préalablement réchauffés.

Crème estivale d'aubergines

Pour 4 personnes
Préparation : 5 minutes
Cuisson : 10 minutes
Réfrigération : 30 minutes

2 grosses aubergines
100 g de yaourt de soja nature
1 cuillère à soupe de jus de citron vert
2 gousses d'ail
1 cuillère à café de cumin
2 cuillères à soupe de persil plat
1 cuillère à soupe d'huile d'olive
Sel et poivre du moulin

❶ Pelez les aubergines et coupez-les en cubes grossiers.
❷ Faites-les cuire 15 minutes à la vapeur.
❸ Laissez refroidir les aubergines puis mixez-les avec le reste des ingrédients.
❹ Placez la crème au réfrigérateur durant 30 minutes au minimum avant de servir.

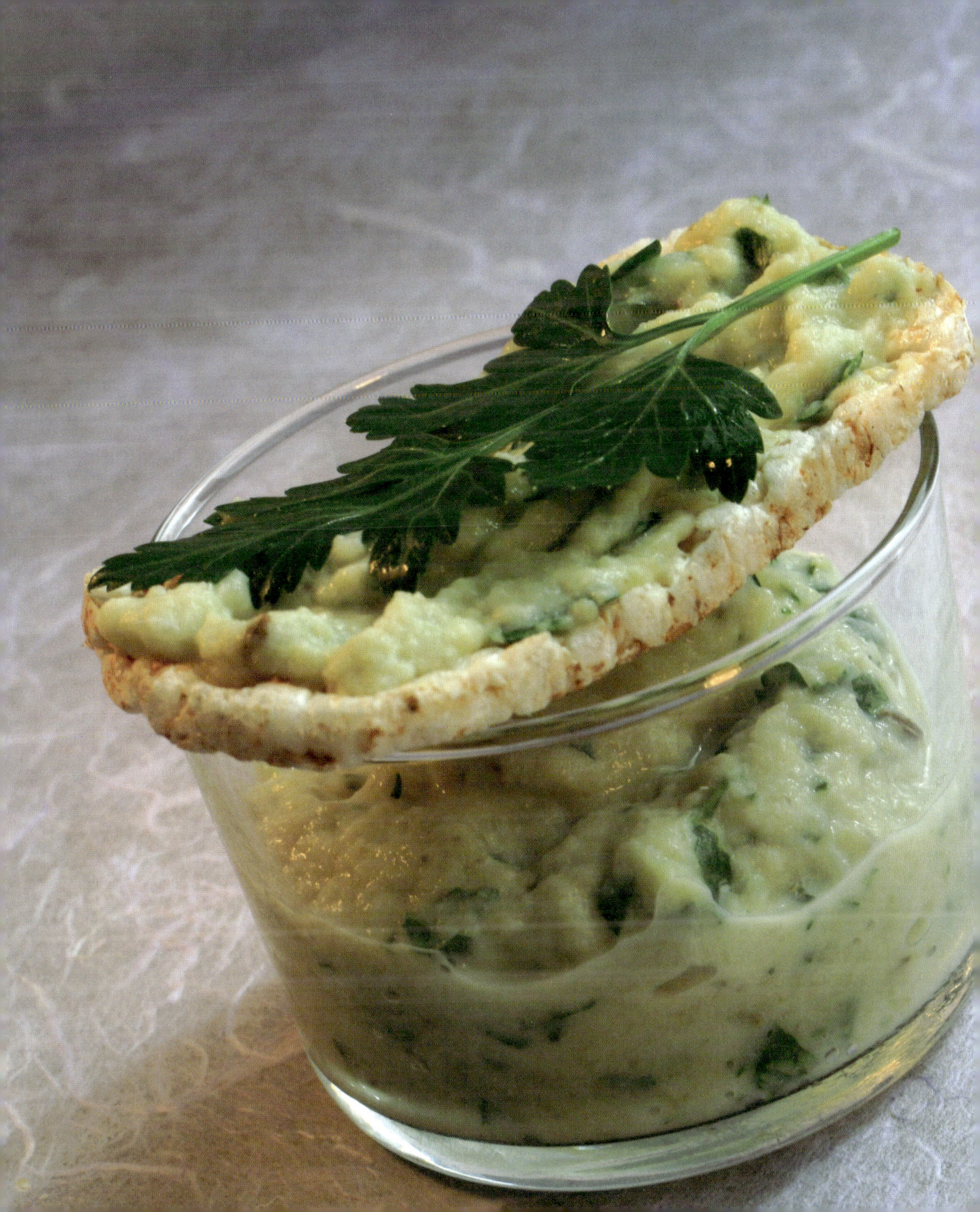

Salade de tofu et de tomates confites sur lit de roquette

Pour 4 personnes
Préparation : 10 minutes
Cuisson : 1 heure

500 g de tomates
250 g de roquette
100 g de tofu lactofermenté
1 oignon rouge
3 cuillères à soupe de sucre complet
10 cl d'huile d'olive
1 poignée d'olives noires
1 cuillère à soupe de vinaigre de vin
1 cuillère à café de vinaigre balsamique
1 cuillère à soupe d'huile de noisette
2 cuillères à soupe d'huile de colza
1/2 cuillère à café d'herbes de Provence
Sel et poivre

1. Préchauffez le four à 180 °C (th.5-6).
2. Pelez les tomates après les avoir ébouillantées quelques secondes pour plus de facilité. Coupez-les en 2.
3. Posez les tomates sur la plaque du four, la face coupée sur le dessus. Saupoudrez-les de sucre et arrosez avec l'huile d'olive. Laissez cuire pendant 1 heure.
4. Pendant ce temps, mélangez les 2 autres huiles, les 2 vinaigres, les herbes de Provence et les olives. Salez et poivrez. Mettez-y à mariner le tofu coupé en dés.
5. Une fois la cuisson des tomates terminée, laissez-les refroidir. Dans un saladier, mélangez l'oignon finement tranché, la roquette et les tomates confites.
6. Arrosez avec la marinade et ses dés de tofu. Servez aussitôt.

Crème de potimarron aux graines de courge

Pour 4 personnes
Préparation : 10 minutes
Cuisson : 30 minutes

1 potimarron
2 grosses pommes de terre
2 petits oignons
1 gousse d'ail
1 litre de bouillon de poule dégraissé
4 cuillères à soupe de crème liquide d'avoine
1 cuillère à soupe d'huile d'olive
1 poignée de graines de courge
Sel et poivre

1. Epluchez et coupez grossièrement les pommes de terre ainsi que les oignons. Débarrassez le potimarron de sa peau, de ses pépins et de ses fils, puis coupez-le en dés.
2. Chauffez l'huile d'olive dans une grande casserole. Faites-y revenir les chairs du potimarron, les pommes de terre et les oignons durant 5 minutes.
3. Couvrez le tout avec le bouillon de poule. Portez à ébullition et cuisez à feu vif durant 25 minutes.
4. Faites griller les graines de courge quelques minutes à la poêle, à sec.
5. Incorporez au potage la crème liquide, le sel et le poivre. Passez le tout au mixeur. Finissez à petit feu durant 5 minutes.
6. Agrémentez de quelques graines de courge grillées chaque assiette de crème de potimarron.

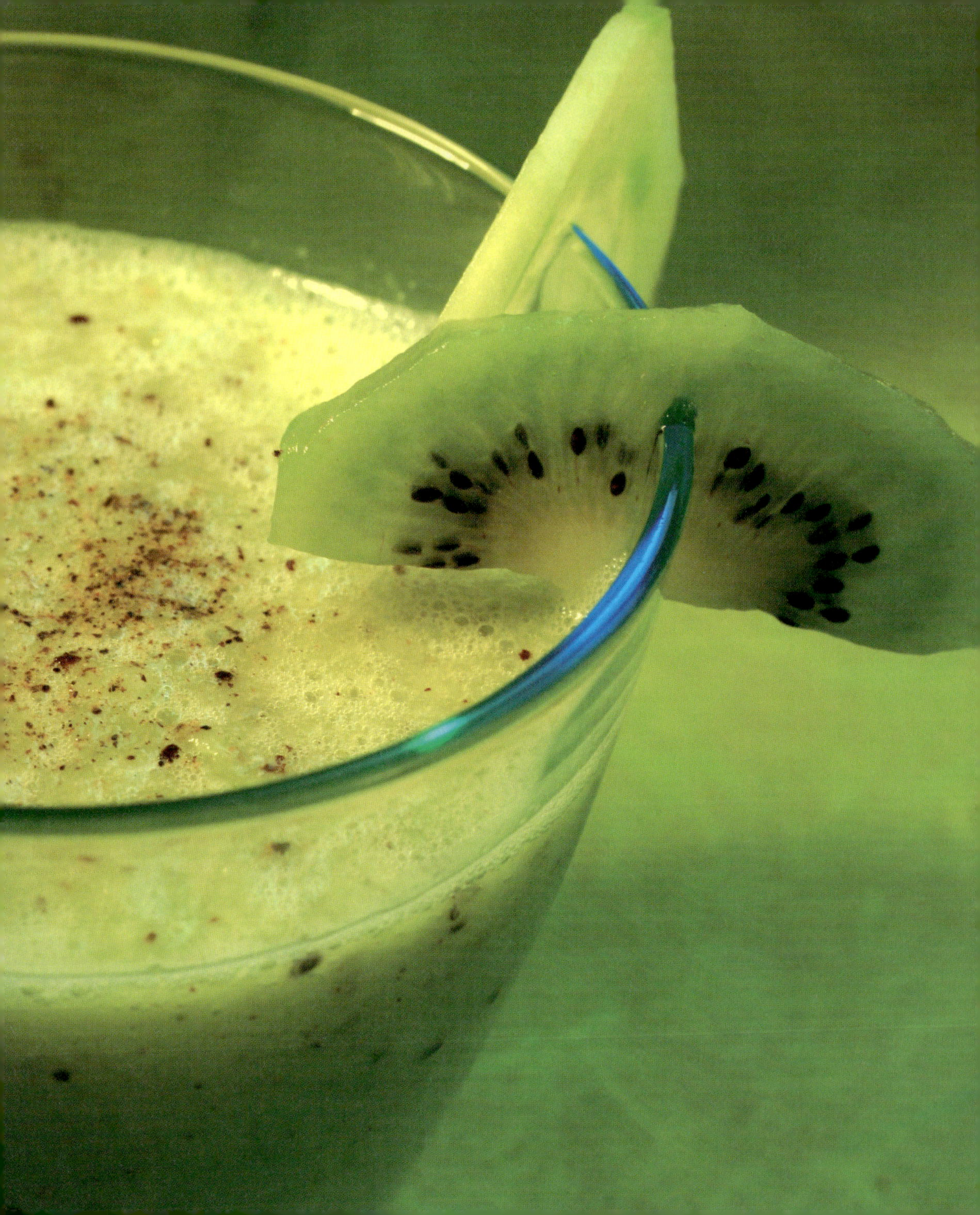

Soupe glacée de concombre et de kiwis

Pour 4 personnes
Préparation : 10 minutes
Cuisson : 15 minutes
Réfrigération : 1 heure

1 concombre
2 kiwis
2 petites pommes de terre
1 oignon
2 cuillères à soupe de margarine végétale
1/2 litre de bouillon de poule dégraissé
1/2 litre de lait de riz
Sel et poivre
4 tranches de kiwi

❶ Pelez les légumes et coupez-les en petits dés. Faites-les revenir 5 minutes dans la margarine.
❷ Ajoutez le bouillon de volaille et laissez cuire 15 minutes à feu frémissant.
❸ Hors du feu, versez le lait de riz. Salez et poivrez.
❹ Dès que la préparation est refroidie, ajoutez les 2 kiwis, préalablement pelés et coupés en dés. Mixez le tout, salez et poivrez. Réservez au frais durant 1 heure minimum.
❺ Versez dans 4 verres. Décorez avec les tranches de kiwi.

Velouté de chou-fleur aux noisettes

Pour 4 à 5 personnes
Préparation : 5 minutes
Cuisson : 30 minutes

1 petit chou-fleur blanc
4 pommes de terre
1 poireau
1 oignon
1 cuillère à soupe d'huile d'arachide
1 litre de bouillon de volaille dégraissé
25 cl d'eau de source
20 g de lait de noisettes en poudre
4 cuillères à café d'huile de noisette
Sel et poivre

❶ Pelez les pommes de terre et l'oignon. Taillez-les en cubes. Lavez, épluchez et tronçonnez le poireau en rondelles. Lavez le chou-fleur et séparez-en les bouquets.
❷ Dans une grande casserole, chauffez l'huile d'arachide. Faites-y revenir les pommes de terre, le poireau et l'oignon durant 5 minutes.
❸ Versez ensuite le bouillon de volaille dégraissé, puis ajoutez les bouquets de chou-fleur. Couvrez et laissez cuire 20 minutes à petit feu.
❹ Préparez le lait de noisettes en mélangeant progressivement l'eau minérale froide et la poudre.
❺ Hors du feu, ajoutez le lait de noisettes au potage et mixez. Salez et poivrez. Réchauffez durant quelques minutes, sans laisser bouillir.
❻ Versez le velouté dans les assiettes et ajoutez un filet d'huile de noisette.

Salade orientale de carottes

Pour 4 personnes
Préparation : 5 minutes

400 g de carottes
20 cl de crème liquide d'amandes
4 cuillères à soupe de raisins secs
2 cuillères à soupe de jus d'orange
4 cuillères à soupe d'huile d'olive
1 cuillère à café de zestes d'orange
1 pincée de gingembre frais râpé
1 pincée de cannelle
1 pincée de cumin
1 pincée de cardamome
1 cuillère à soupe d'amandes effilées
Sel et poivre

❶ Lavez et râpez les carottes.
❷ Dans un bol, mélangez la crème liquide d'amandes, l'huile d'olive, les épices, les zestes et le jus d'orange. Salez et poivrez.
❸ Nappez les carottes avec cette sauce, ajoutez les raisins et mélangez. Parsemez d'amandes effilées.

Tomates farcies aux crevettes

Pour 4 personnes
Préparation : 5 minutes

4 belles tomates
2 œufs durs coupés en dés
200 g de petites crevettes décortiquées
3 cuillères à soupe de crème épaisse de soja
1 cuillère à soupe de moutarde
4 cuillères à soupe d'huile de colza
1 pointe de paprika
Sel et poivre

❶ Commencez par peler les tomates. Pour vous faciliter la tâche, plongez-les quelques secondes dans de l'eau bouillante.
❷ Une fois les tomates pelées, coupez un petit chapeau en leur sommet. Réservez-les, car ils vous serviront pour la décoration. Evidez délicatement l'intérieur de chaque tomate.
❸ Préparez « la mayonnaise » : mélangez la crème épaisse de soja, la moutarde, le sel et le poivre dans un bol. Incorporez enfin l'huile de colza.
❹ Mêlez les crevettes, les œufs durs coupés en dés, le paprika et la mayonnaise. Farcissez chaque tomate avec ce mélange et couvrez avec le petit chapeau. Servez accompagné d'une salade verte.

Flan de poivrons rouges

Pour 4 personnes
Préparation : 15 minutes
Cuisson : 20 minutes
Réfrigération : 1 heure

4 poivrons rouges
1 cuillère à café rase d'agar agar
200 g de yaourt de soja nature
20 cl de coulis de tomates
Quelques feuilles de basilic
Sel et poivre

❶ Lavez les poivrons, coupez-les en deux, ôtez les pédoncules et épépinez-les. Grillez-les durant 15 minutes à four chaud 230°C (th.7-8).
❷ Dès que la peau des poivrons se boursoufle, sortez-les du four et pelez-les. Mixez-les rapidement. Ajoutez le yaourt de soja. Salez et poivrez.
❸ Délayez l'agar agar dans un peu d'eau. Incorporez-le petit à petit à la purée de poivrons. Faites mijoter à feu doux. Remuez sans cesse. Laissez frémir 3 minutes.
❹ Réservez au réfrigérateur pendant au moins 1 heure.
Au moment de servir, décorez avec un coulis de tomate et quelques feuilles de basilic frais.

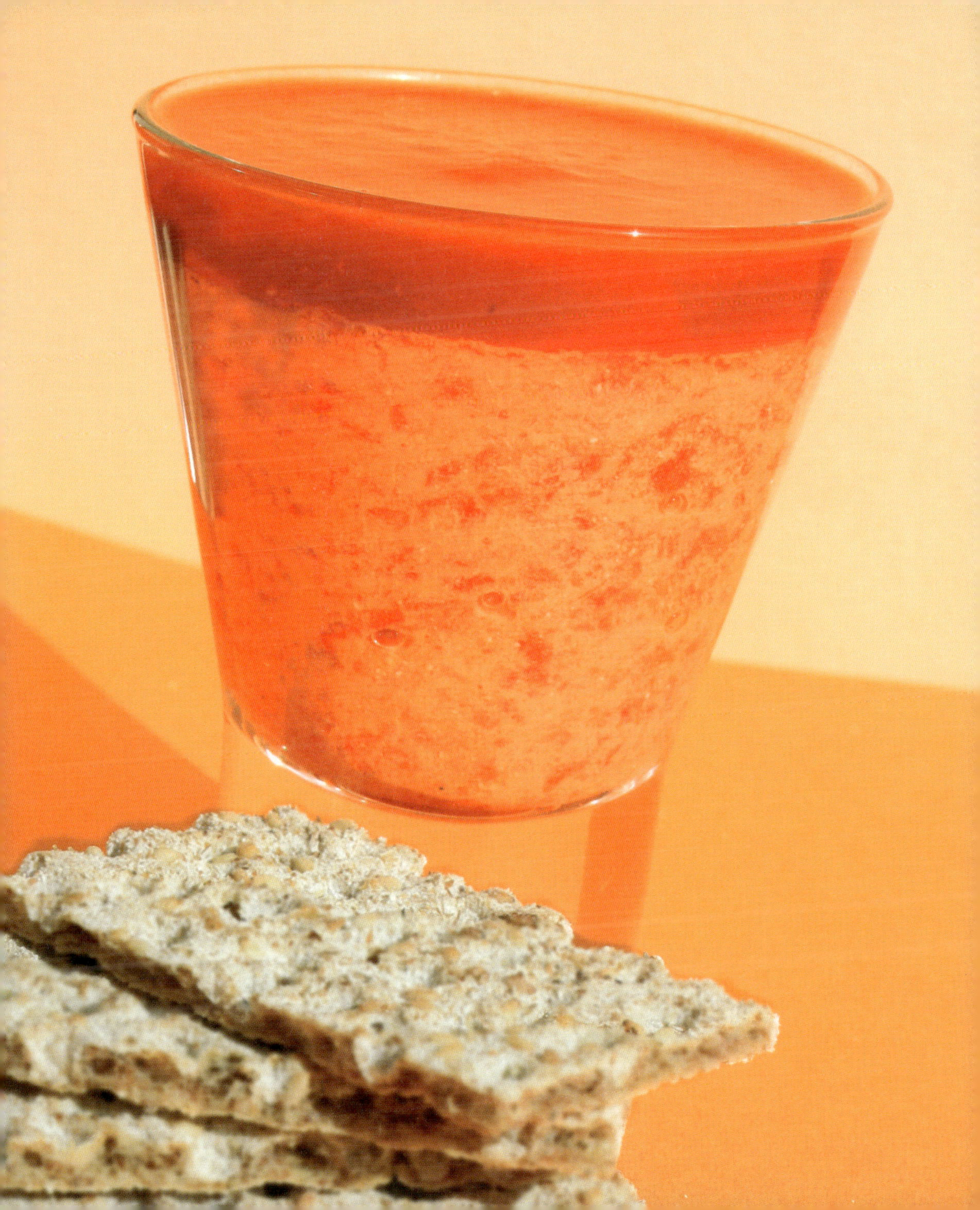

Tarte aux endives et au saumon fumé

Pour 4 à 6 personnes
Préparation : 15 minutes
Cuisson : 30 minutes

1 pâte brisée
500 g d'endives fermes
100 g de saumon fumé coupé en lamelles
20 cl de crème liquide d'avoine
3 œufs
1 noix de margarine végétale
1 pincée de sucre
Sel et poivre

❶ Préchauffez le four à 190°C (th. 6–7). Etalez la pâte brisée dans un moule à tarte préalablement graissé. Piquez-le à la fourchette et parsemez de cailloux ou de haricots posés sur un papier sulfurisé. Laissez cuire 15 minutes.
❷ Enlevez l'amertume des endives : avec la pointe fine d'un couteau, découpez un cône dans la base (la partie la plus ferme) de chacune. Puis coupez les endives en tronçons.
❸ Faites-les caraméliser dans la margarine avec une pincée de sucre. Veillez à bien leur faire cracher toute leur eau, pour ne pas ramollir le fond de tarte.
❹ Dans un saladier, battez ensemble la crème liquide, les œufs, le sel et le poivre.
❺ Répartissez les endives et le saumon fumé sur le fond de tarte précuit. Nappez le tout avec le flan aux oeufs.
❻ Enfournez la tarte durant 30 minutes, jusqu'à ce qu'elle prenne une belle teinte dorée. La lame d'un couteau plongée en son centre doit ressortir propre. Servez chaud ou tiède.

Steaks de thon, sauce mexicaine

Pour 4 personnes
Préparation : 5 minutes
Cuisson : 10 minutes

4 steaks de thon
20 g de margarine
10 cl de vin blanc
10 cl de crème liquide de riz
2 cuillères à soupe de sirop d'agave
1 cuillère à soupe d'huile d'olive
1 cuillère à café d'épices mexicaines
Sel et poivre

❶ Dans une casserole placée sur feu très doux, faites chauffer le vin blanc avec le sirop d'agave. Mélangez bien pour obtenir une sauce homogène.
❷ Incorporez ensuite la crème liquide et poursuivez, toujours à feu doux, jusqu'à ce que la sauce soit suffisamment chaude. Ajoutez les épices mexicaines. Salez et poivrez.
❸ Dans une poêle anti-adhésive, faites chauffer l'huile et la margarine. Déposez-y les steaks de thon. A feu vif, faites-les cuire 3 minutes sur chaque face.
❹ Assaisonnez les steaks de sel et de poivre, puis versez un filet de sauce par-dessus.

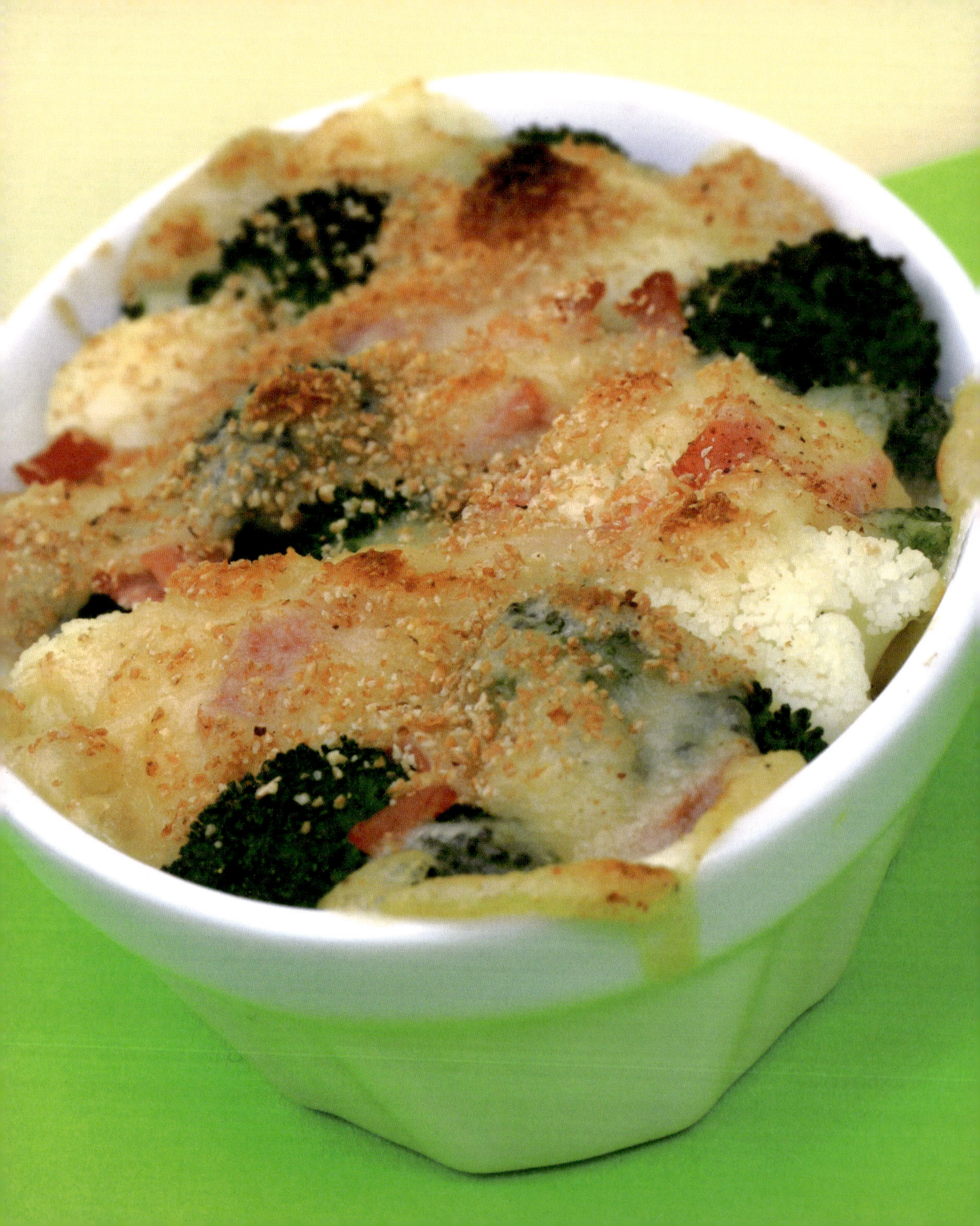

Gratin bicolore de choux

Pour 4 personnes
Préparation : 15 minutes
Cuisson : 20 minutes

1 petit chou-fleur
500 g de brocolis
150 g de lamelles de jambon cuit
1/2 l d'eau
2 cuillères à soupe de purée de châtaignes
5 cuillères à soupe de chapelure ou de noisettes concassées
20 g de margarine végétale
75 g de farine
1 pincée de noix de muscade râpée
Sel et poivre du moulin

1. Préchauffez le four à 190°C (th.6-7).
2. Lavez les choux, détachez-en les bouquets et coupez les tiges en dés.
3. Cuisez le chou-fleur et les brocolis à la vapeur douce durant 7 minutes.
4. Veillez ensuite à égoutter soigneusement les choux. Si vous négligez cette opération, votre béchamel pâtira d'un excès d'eau.
5. Pour préparer la béchamel, faites fondre à feu doux la margarine, ajoutez-y la farine et mélangez. Mouillez sans attendre avec l'eau. Remuez jusqu'à ce que votre béchamel soit suffisamment épaisse. Ajoutez la purée de châtaignes, puis assaisonnez avec la noix de muscade fraîchement râpée, le sel et le poivre. Mélangez bien.
6. Dans un plat à gratin, disposez les brocolis et le chou-fleur. Parsemez de lamelles de jambon. Nappez le tout de béchamel puis dispersez la chapelure ou les noisettes.
7. Faites dorer durant 15 minutes au niveau moyen du four.

Petits pains russes aux champignons

Pour une quinzaine de petits pains
Préparation : 30 minutes
Repos : 1 heure
Cuisson : 7 minutes

800 g de farine de petit épeautre
20 g de levure de boulanger
100 g de margarine végétale
30 cl de lait de quinoa
3 œufs battus
500 g de champignons
2 gros oignons
3 œufs durs
5 cuillères à soupe d'huile d'olive
1 cuillère à soupe d'aneth
1 pincée de sucre
Sel et poivre du moulin

1. Mélangez la levure avec du lait de quinoa tiède. Laissez reposer le temps indiqué sur la levure. Ajoutez les œufs battus, la farine tamisée, la pincée de sel et de sucre.
2. Pétrissez cette pâte durant 10 minutes, jusqu'à ce qu'elle devienne bien souple. Laissez reposer au moins 1 heure : la pâte doit doubler de volume.
3. Pendant ce temps de repos, préparez la farce. Commencez par nettoyer les champignons et coupez-les en petits dés. Pelez et émincez les oignons.
4. Dans un wok huilé, jetez les champignons et les oignons. Veillez à ce que les champignons crachent toute leur eau. Ajoutez les dés d'œufs durs, le sel, le poivre et l'aneth. Mélangez bien et réservez.
5. Sur un plan de travail bien fariné, retravaillez votre pâte durant 5 minutes. Puis étendez-la sur quelques millimètres d'épaisseur (+/- 6 mm). Taillez-y des cercles de 12 cm de diamètre.
6. Au centre de chaque cercle, posez 1 cuillère à soupe bien pleine de farce. Repliez la pâte en deux pour former un chausson. Pincez les bords. Procédez ainsi pour tous les petits pains.

7. Faites dorer vos petits pains sur chaque face dans une grande poêle préalablement chauffée et huilée. Une fois cuits, passez-les dans du papier absorbant pour enlever l'excès de gras.
8. Vous pouvez les servir immédiatement.

Emincé de poulet et sa sauce au potiron

Pour 4 personnes
Préparation : 10 minutes
Cuisson : 30 minutes

400 g d'escalopes de poulet
400 g de potiron
2 carottes
30 cl de bouillon dégraissé de poule
1 oignon
125 ml de crème liquide d'amande
1 cuillère à soupe de margarine au tournesol
2 cuillères à soupe d'huile de sésame grillé
1 cuillère à soupe d'épices tandoori
1 cuillère à café de cumin
3 cuillères à soupe d'amandes effilées
Sel et poivre

1. Taillez les escalopes de poulet en lamelles, salez et poivrez. Saisissez la viande dans la margarine chaude pendant trois minutes environ. Réservez.
2. Pelez le potiron et coupez sa chair en dés. Lavez les carottes, taillez-les en rondelles.
3. Dans une poêle, chauffez l'huile de sésame et faites blondir l'oignon. Ajoutez-y le potiron, les carottes et les épices. Mouillez avec le bouillon de poule et laissez mijoter à couvert durant 20 minutes environ.
4. Ajoutez ensuite le poulet émincé et la crème liquide. Mélangez délicatement. Laissez cuire 5 minutes à feu très doux.
5. Parsemez d'amandes effilées. Servez accompagné de pains naans (pains indiens).

Gambas sauce à l'ail

Pour 4 personnes
Préparation : 5 minutes
Cuisson : 6 minutes

28 gambas (environ 1 kg)	*2 gousses d'ail*
20 cl de crème liquide de céréales et soja	*1 cuillère à café d'aneth fraîche*
	Sel et poivre du moulin

1. Décortiquez les gambas. Saisissez-les dans une poêle anti-adhésive jusqu'à ce qu'elles rosissent (3 minutes environ).
2. Ajoutez-y la purée d'ail, le sel et le poivre fraîchement moulu. Versez dessus la crème liquide et laissez mijoter 3 minutes environ (à très petit feu).
3. Mélangez délicatement avant de servir. Décorez les gambas en sauce avec l'aneth ciselée.

Truites au lait de coco

Pour 4 personnes
Préparation : 5 minutes
Cuisson : 10 minutes

4 beaux filets de truite	*1 cuillère à café d'aneth*
25 cl de lait de coco	*1 cuillère à café de poivre rose en grains*
1 échalote	*Sel et poivre*
1 citron vert	
1 tomate	

1. Préchauffez le four à 190°C (th.6-7). Pelez et émincez l'échalote. Coupez le citron et la tomate en rondelles.

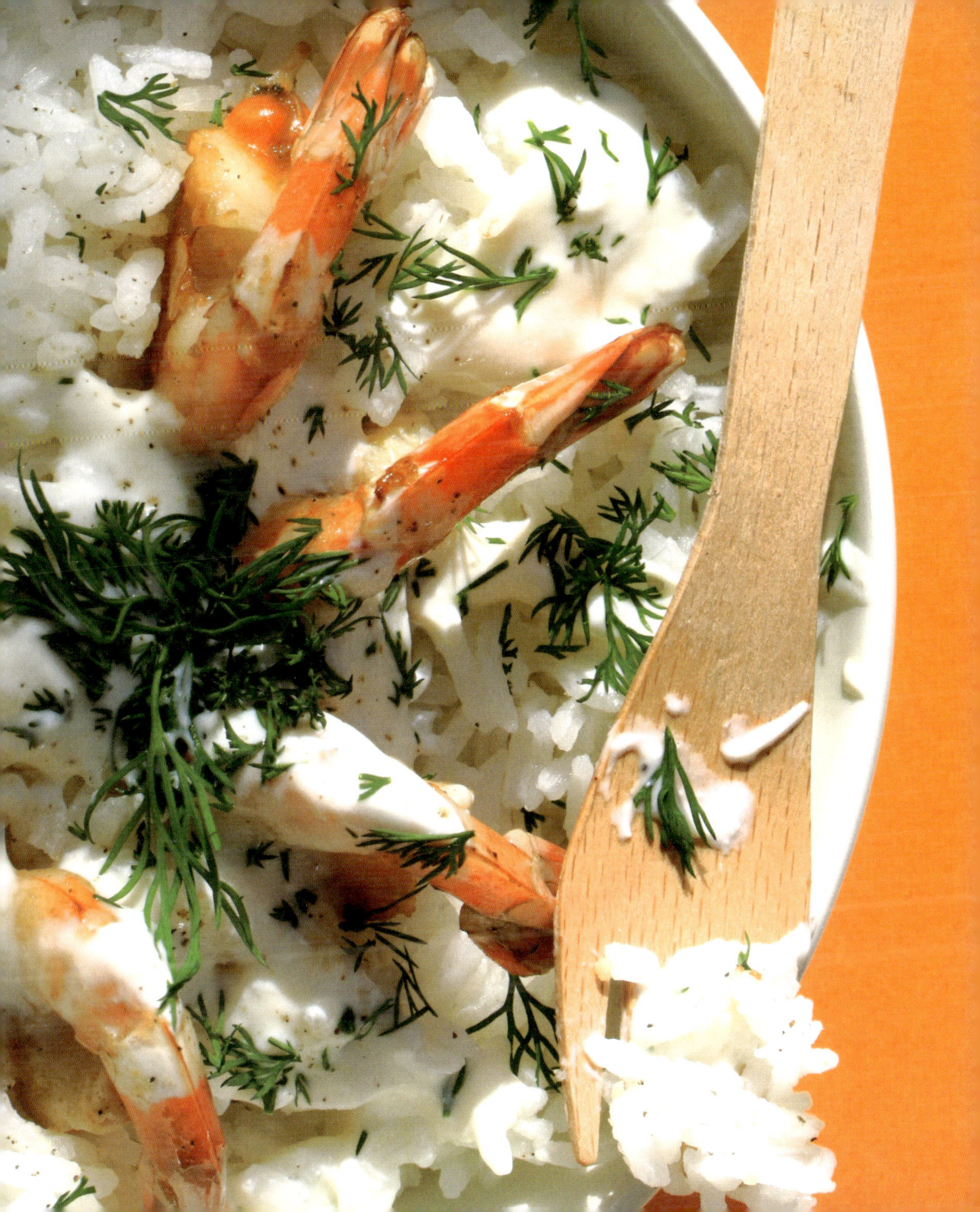

2. Rincez et essuyez les filets de truite. Salez et poivrez. Disposez-les dans un plat allant au four. Ajoutez l'échalote. Décorez chaque filet avec 1 rondelle de citron vert, une tranche de tomate ainsi qu'une pincée d'aneth et de poivre rose. Nappez le tout avec le lait de coco.
3. Mettez le plat au four pendant une dizaine de minutes.

Escalopes de veau aux pêches et à la lavande

Pour 4 personnes
Préparation : 10 minutes
Cuisson : 10 minutes

4 escalopes
4 pêches
Le jus d'1 citron
2 cuillères à soupe de margarine végétale
1 cuillère à soupe de miel
4 cuillères à soupe de vinaigre balsamique
15 cl de crème liquide de soja
1 cuillère à soupe de fleurs de lavande
Sel et poivre

1. Cuisez les escalopes dans une cuillère à soupe de margarine fondue, 5 minutes sur chaque face. Réservez la viande dans un plat couvert.
2. Déglacez les sucs de cuisson avec le vinaigre. Ajoutez le miel, le jus de citron, la crème liquide de soja. Salez et mélangez. Faites chauffer quelques minutes sans laisser bouillir.
3. Pelez les pêches et coupez-les en quartiers. Faites-les rôtir 2 minutes dans un peu de margarine végétale. Parsemez-les de fleurs de lavande et prolongez la cuisson de 2 minutes.
4. Dressez les escalopes de veau et les quartiers de pêches rôties, nappez avec la sauce.

Rôti de porc des îles

Pour 4 personnes
Préparation : 5 minutes
Cuisson : 55 minutes

1 rôti de porc de 800 g
1 mangue bien mûre
40 cl de lait de coco
1 gousse d'ail
1 cuillère à soupe d'huile d'olive
1 cuillère à café de margarine végétale
1 cuillère à café de gingembre moulu
Sel et poivre

1. Pelez la gousse d'ail et coupez-la en 2. Piquez en 2 endroits le rôti avec les demi-gousses d'ail.
2. Dans une grande casserole, faites chauffer à feu vif l'huile d'olive et la margarine végétale. Dès que la matière grasse crépite, saisissez le rôti sur toutes les faces.
3. Lorsqu'il est bien coloré, baissez le feu. Retirez le rôti de la casserole, videz le gras qui s'y est écoulé puis replacez la viande dans la casserole. Versez le lait de coco par-dessus et maintenez à feu doux.
4. Pelez la mangue et coupez-la en gros cubes. Déposez-les sur le rôti et autour. Salez le tout. Couvrez et laissez mijoter 50 minutes. Selon la forme de la casserole, si le rôti n'est immergé qu'à mi-hauteur, retournez-le à mi-cuisson.
5. Retirez le rôti de la casserole et réservez-le, le temps de terminer la sauce. Ajoutez au lait de coco le poivre et le gingembre moulu. Puis faites réduire quelques instants à feu vif.
6. Dressez le rôti coupé en tranches dans un plat creux. Disposez les morceaux de mangue de part et d'autre des tranches, puis versez la sauce au lait de coco sur le tout.

Purée de carottes noisettée

Pour 4 personnes
Préparation : 10 minutes
Cuisson : 10 minutes

1 kg de pommes de terre (type bintjes)
400 g de carottes
15 cl d'eau minérale
10 g de lait de noisettes en poudre
1 noix de margarine végétale
1 pincée de noix de muscade
Sel

1. Commencez par éplucher les pommes de terre. Coupez-les en petits dés. Pelez les carottes et taillez-les en rondelles.
2. Laissez cuire à la vapeur douce les légumes durant 10 minutes environ, jusqu'à ce qu'ils soient tendres.
3. Préparez le lait de noisettes en mélangeant progressivement l'eau minérale froide et la poudre.
4. Placez les légumes dans une casserole, sur feu doux. Ecrasez les pommes de terre et les carottes à l'aide d'un presse-purée. N'utilisez pas le mixeur, car l'objectif n'est pas de réaliser une mousseline. Incorporez le lait de noisettes et la margarine. Mélangez pendant 1 à 2 minutes avec une cuillère en bois. Attention : il ne faut pas que votre purée brûle au fond de la casserole.
5. Hors du feu, salez et assaisonnez avec la noix de muscade. Mélangez une dernière fois, et servez immédiatement en accompagnement de galettes végétales, viande ou poisson.

Côtes de porc au cidre et aux pommes

Pour 4 personnes
Préparation : 10 minutes
Cuisson : 30 minutes

4 côtes de porc	*10 cl de crème liquide de soja*
10 oignons grelots	*2 cuillères à soupe de margarine végétale*
2 pommes Granny Smith	*1 cuillère à soupe d'huile d'olive*
Le jus d'un demi-citron	*Sel et poivre*
20 cl de cidre brut	

❶ Pelez les oignons grelots ainsi que les pommes. Coupez ces dernières en tranches et arrosez-les avec le jus de citron.
❷ Dans une poêle, chauffez l'huile avec 1 cuillère à soupe de margarine. Faites-y dorer les côtes de porc à feu vif.
❸ Dès qu'elles sont bien colorées, réservez-les. Et faites dorer dans la même poêle, à feu moyen, les oignons grelots. Réservez-les également.
❹ Déglacez les sucs de cuisson avec le cidre. Ajoutez les côtes de porc et les oignons. Couvrez et laissez mijoter à feu doux durant une dizaine de minutes.
❺ Pendant ce temps, faites revenir les tranches de pomme sur les 2 faces dans l'autre cuillère à soupe de margarine.
❻ Dès que la viande est cuite, rajoutez la crème liquide de soja, salez et poivrez. Mélangez avec une cuillère en bois et prolongez la cuisson quelques instants.
❼ Rien de tel qu'une bonne purée faite maison pour accompagner ces côtes de porc au cidre et aux pommes.

Granité café vanille

Pour 4 personnes
Préparation : 3 minutes

40 cl de café serré
20 cl de lait de riz parfumé à la vanille
Quelques glaçons
2 cuillères à soupe de sucre de canne roux

1. Mixez tous les ingrédients au blender.
2. Servez immédiatement.

Lait fraise

Pour 4 personnes
Préparation : 5 minutes

500 g de fraises
80 cl de lait de riz parfumé à la vanille
1 cuillère à café de noix de coco râpée

1. Nettoyez et asséchez délicatement les fraises. Equeutez-les. Réservez 4 d'entre elles pour la décoration.
2. Mixez-les avec le lait de riz.
3. Décorez chaque verre avec une fraise et une pincée de noix de coco râpée.

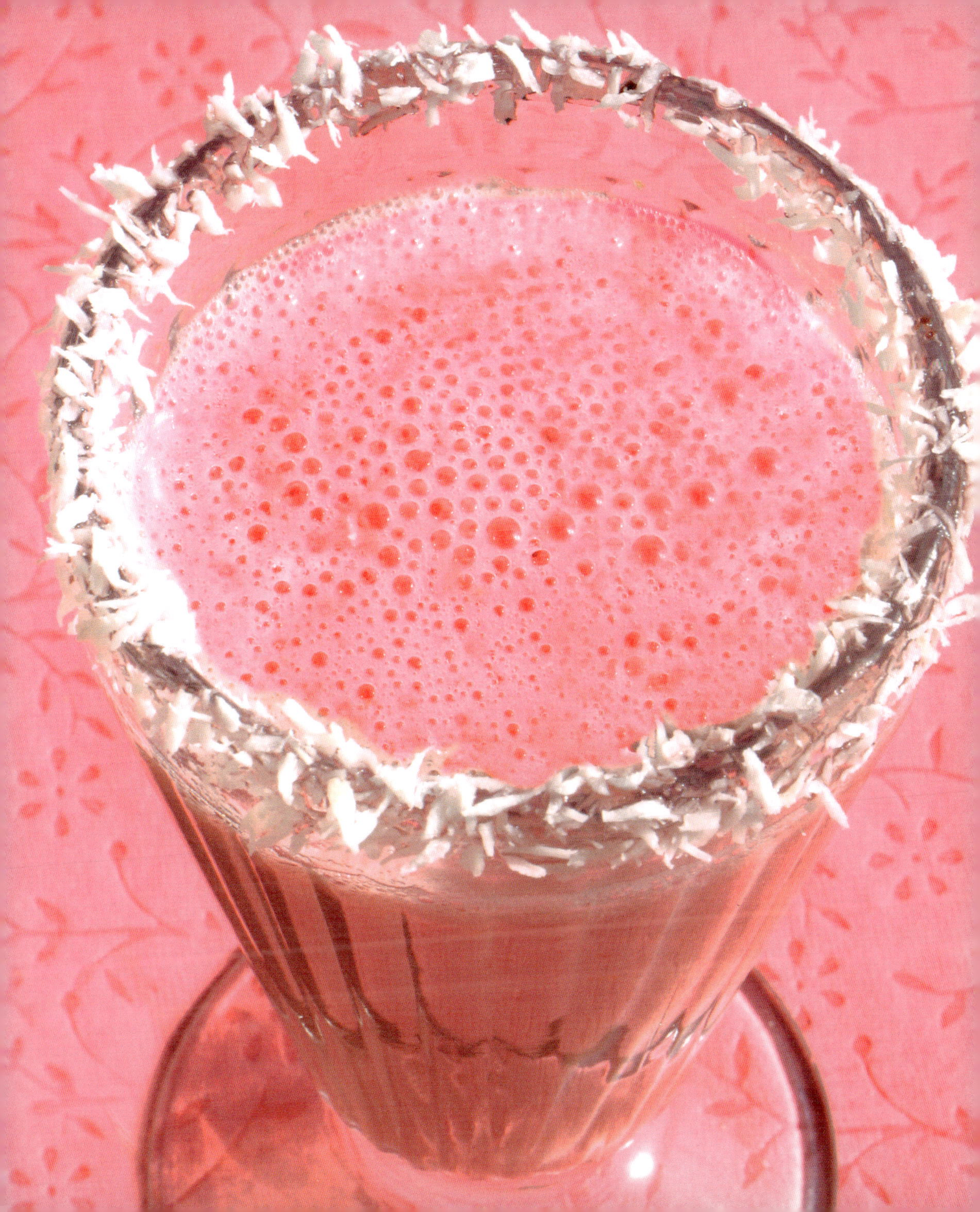

Cocktail d'été

Pour 4 personnes
Préparation : 5 minutes

4 pêches
150 g de framboises
Le jus d'un citron
50 cl de lait de coco
1 cuillère à soupe de sucre de canne roux

❶ Pelez les pêches et coupez-les grossièrement. Lavez et asséchez les framboises.
❷ Mixez tous les ingrédients. Servez très frais.

Lait d'amandes aux framboises

Réfrigération : 1 heure
Préparation : 3 minutes

100 g de framboises
30 cl de lait d'amandes
2 cuillères à soupe de sirop d'agave

❶ Réservez les framboises et le lait d'amandes au réfrigérateur, une heure au moins avant de réaliser le cocktail.
❷ Mixez ensemble tous les ingrédients. Servez immédiatement.

Crème de cacahouètes *(sans gluten)*

Pour 4 personnes
Préparation : 5 minutes
Cuisson : 10 minutes
Réfrigération : 2 heures

50 cl de lait d'amandes
2 cuillères à soupe de purée de cacahouètes
3 cuillères à soupe d'arrow-root
2 cuillères à café de sirop de riz

1. Délayez l'arrow-root dans un peu de lait d'amandes.
2. Faites chauffer le reste du lait d'amandes dans une casserole. Ajoutez le sirop de riz et l'arrow-root. Laissez épaissir à feu doux en remuant à la cuillère de bois jusqu'à l'obtention d'une crème épaisse. Hors du feu, ajoutez la purée de cacahouètes. Mélangez bien.
3. Versez la crème dans 4 coupes individuelles. Réfrigérez pendant 2 heures au moins avant de déguster.

P'tit déj dynamique *(sans gluten)*

Pour 4 ramequins
Préparation : 5 minutes
Cuisson : 10 minutes

160 g de flocons de sarrasin
50 cl de lait d'amandes
2 cuillères à café de purée d'amandes
4 cuillères à soupe de sucre complet
3 nectarines

1. Versez les flocons et le lait d'amandes dans une casserole. Faites frémir.

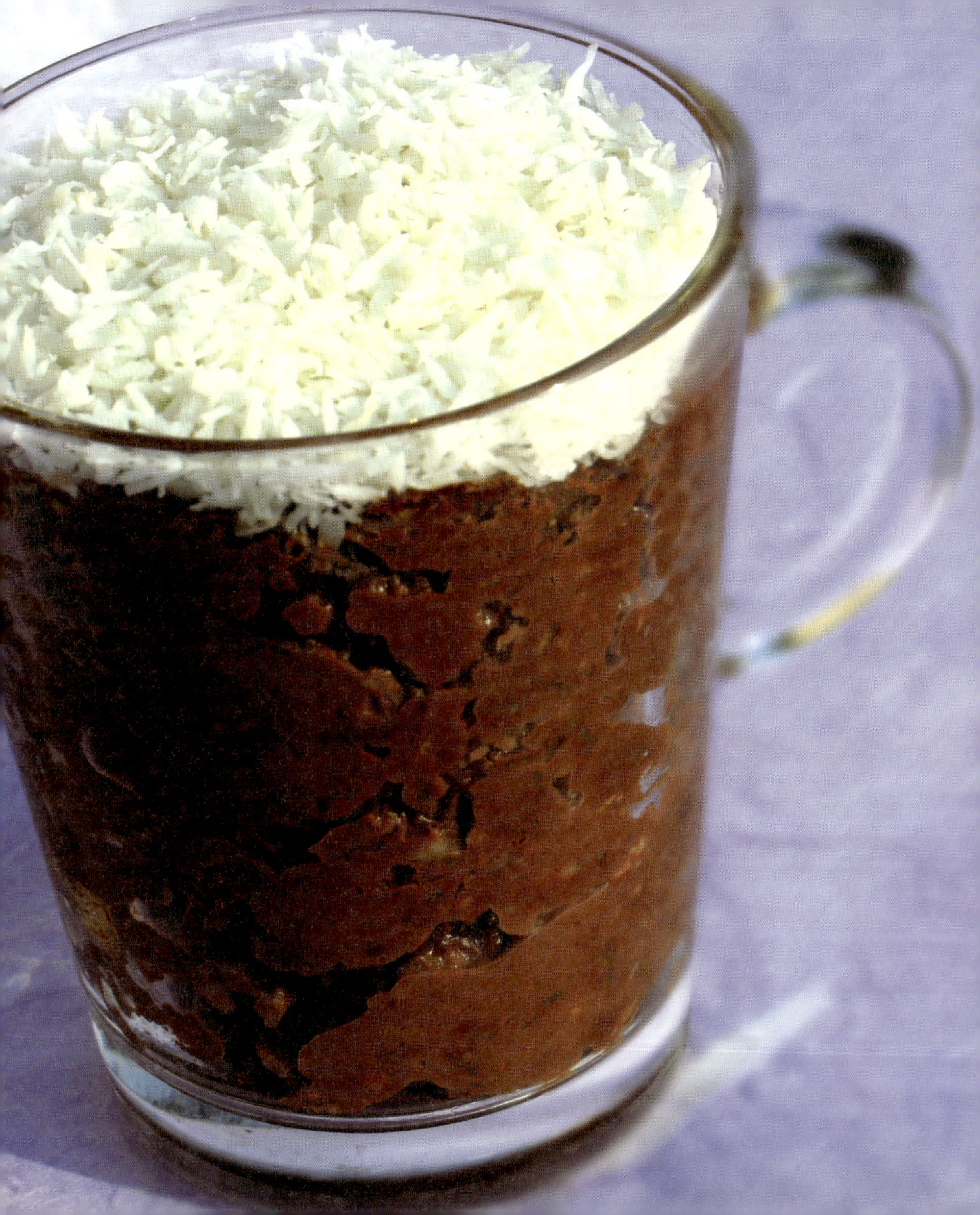

❷ Laissez cuire 8 à 10 minutes sur feu doux, en remuant à la cuillère de bois.
❸ Hors du feu, ajoutez la purée d'amandes et le sucre. Mélangez bien.
❺ Pelez les fruits et coupez-les en quartiers. Disposez-les au fond de 4 ramequins individuels. Versez la crème par-dessus. Dégustez directement.

Riz au lait chocolaté express *(sans gluten)*

Pour 4 personnes
Préparation : 5 minutes
Cuisson : 10 minutes

300 g de flocons de riz
1 l de lait de riz parfumé à la vanille
4 cuillères à soupe de sucre complet de canne
100 g de chocolat noir
20 cl de crème liquide de soja
5 cuillères à soupe de noix de coco râpée
1 cuillère à soupe de cannelle en poudre
1 pincée de sel

❶ Faites chauffer le lait de riz à la vanille. Ajoutez le sucre, le sel, la cannelle et 4 cuillères à soupe de noix de coco.
❷ A ébullition, versez-y les flocons de riz et faites cuire à feux doux en mélangeant de temps à autre.
❸ Après 7 minutes de cuisson, ajoutez le chocolat et la crème liquide. Remuez.
❹ Répartissez le riz au lait chocolaté dans des verrines. Saupoudrez de noix de coco pour décorer.

Tartelettes aux framboises sur lit de chocolat

Pour 6 tartelettes
Préparation : 20 minutes
Réfrigération : 30 minutes

Pour le fond des tartelettes :
200 g de spéculoos
75 g de margarine végétale
1 noix de margarine végétale pour graisser le moule

Pour la garniture :
30 cl de lait d'avoine
4 jaunes d'œufs
175 g de chocolat noir (70 % de cacao)
300 g de framboises
6 cuillères à soupe de sucre de canne roux
6 cuillères à soupe de farine
3 cuillères à soupe de gelée de fruits rouges

1. Faites fondre la margarine. Emiettez les spéculoos dans un mixeur. Jetez vos miettes de biscuits dans un grand saladier, creusez un puits. Versez-y la margarine fondue et mélangez jusqu'à obtenir une pâte homogène.
2. Etalez la pâte dans les moules. Laissez reposer au réfrigérateur pendant 30 minutes.
3. Pendant ce temps, préparez la crème pâtissière. Dans un récipient, fouettez vivement les jaunes d'œufs avec le sucre, jusqu'à ce que le mélange blanchisse. Ajoutez la farine progressivement, pour obtenir une pâte sans grumeaux. Versez cette pâte dans une casserole, sur feu très doux. Incorporez petit à petit le lait.
4. Faites chauffer la crème sans cesser de remuer, jusqu'à ce qu'elle soit bien épaisse.
5. Faites fondre le chocolat noir au bain-marie et ajoutez-le à la crème pâtissière encore chaude. Laissez refroidir cette crème pâtissière avant de l'étaler sur les fonds de tartelettes.
6. Nettoyez et asséchez les framboises. Disposez-les sur toute la surface de chaque tartelette.
7. Faites chauffer la gelée de fruits rouges à feu doux pour la rendre

liquide. Avec un pinceau, nappez-en les tartelettes. Laissez au glaçage le temps de prendre avant de servir.

Mousse au chocolat noir sans chichi *(sans gluten)*

Pour 4 personnes
Préparation : 10 minutes
Réfrigération : 2 heures

200 g de chocolat noir (70% de cacao)
4 œufs (4 blancs et 2 jaunes)
10 cl de crème liquide de soja
20 g de margarine végétale
1 cuillère à café d'extrait naturel d'amande amère
1 cuillère à soupe de poudre de cacao non sucré
1 cuillère à soupe de sucre glace
1 pincée de sel

1. Dans une casserole, faites chauffer la crème liquide à feu doux, sans la laisser bouillir. Lorsque la crème est bien chaude, incorporez hors du feu le chocolat coupé en petits morceaux. Mélangez bien jusqu'à ce que tout le chocolat soit fondu, pour obtenir une ganache bien homogène. Ajoutez la margarine végétale, mélangez de nouveau puis laissez un peu refroidir.
2. Lorsque la ganache est tiède, ajoutez-y les jaunes de 2 œufs, ainsi que l'extrait naturel d'amande amère. Mélangez.
3. Dans un saladier, montez les 4 blancs d'œufs et la pincée de sel en neige ferme, puis mêlez-y délicatement le cacao et le sucre glace.
4. Incorporez les blancs battus à la ganache. Mélangez intimement, pour former une mousse homogène.
5. Versez la mousse dans 4 coupes individuelles. Réfrigérez pendant 2 heures au moins avant de déguster.

Mousse soyeuse aux framboises *(sans gluten)*

Pour 4 personnes
Préparation : 5 minutes
Réfrigération : 1 heure

400 g de tofu soyeux
200 g de framboises
2 bonnes cuillères à soupe de sirop d'agave

❶ Lavez les framboises et égouttez-les bien. Réservez quelques fruits pour la décoration.
❷ Mixez ensemble tous les ingrédients. Versez le soyeux de tofu dans 4 coupelles.
❸ Placez-les coupes au réfrigérateur pendant 1 heure au moins. Servez bien frais, décoré de framboises entières.

Fraîcheur d'automne aux pommes

Pour 4 personnes
Préparation : 10 minutes

2 pommes
2 poires
20 cl de crème liquide d'amandes
1 citron
4 cuillères à soupe d'amandes effilées
3 cuillères à café de sucre complet
2 cuillères à café de raisins secs
1 pincée de gingembre frais râpé
1 pincée de cannelle

❶ Pelez et émincez les pommes et les poires. Arrosez-les avec le jus de citron. Réservez au frais.
❷ Mélangez la crème d'amandes avec les épices, le sucre, les amandes et les raisins.
❸ Egouttez les fruits. Servez-les dans des verrines et nappez avec la sauce aux amandes.

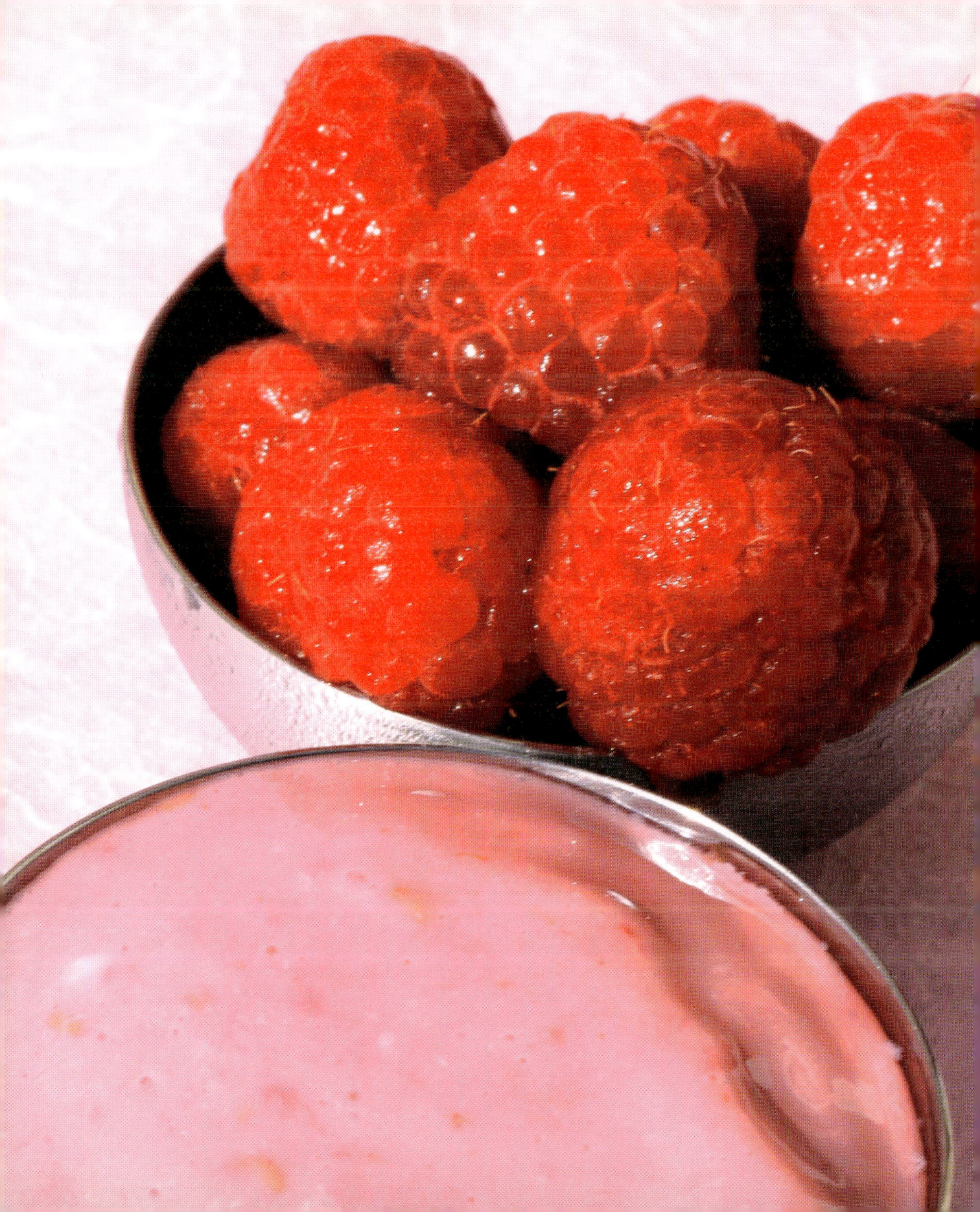

Muffins au muesli et aux fruits

Pour 10 à 12 muffins
Préparation : 5 minutes
Cuisson : 20-25 minutes

225 g de farine d'épeautre
1 sachet de poudre à lever (7 g env.)
200 g de muesli aux fruits (fruits des bois, fruits du verger, etc.)
100 g de sucre de canne roux
2 œufs
100 g de margarine végétale
25 cl de lait de noisettes

❶ Préchauffez le four à 200°C (th.6-7).
❷ Mettez la margarine à fondre sur feu doux, puis laissez-la refroidir un peu.
❸ Réservez une petite poignée de muesli (15 g environ) pour la décoration. Dans un saladier, mélangez le reste du muesli aux fruits avec la farine, le sucre et la poudre à lever. Formez un puits.
❹ A part, battez les œufs avec le lait de noisettes. Versez-les dans le puits, ainsi que la margarine fondue. Mélangez rapidement avec une cuillère métallique, sans chercher à obtenir une pâte homogène. Celle-ci doit rester grumeleuse.
❺ Avec une cuillère à soupe, déposez cette pâte grossière dans les moules, en les remplissant aux trois-quarts. Saupoudrez chaque muffin de muesli réservé à la décoration. Du bout du doigt, appuyez un peu sur les céréales pour les fixer à la pâte.
❻ Enfournez 20 à 25 minutes, jusqu'à ce que les muffins soient dorés. Vérifiez la cuisson en enfonçant un couteau pointu dans l'un des petits cakes : il doit ressortir sec. Attendez quelques minutes avant de démouler les muffins.

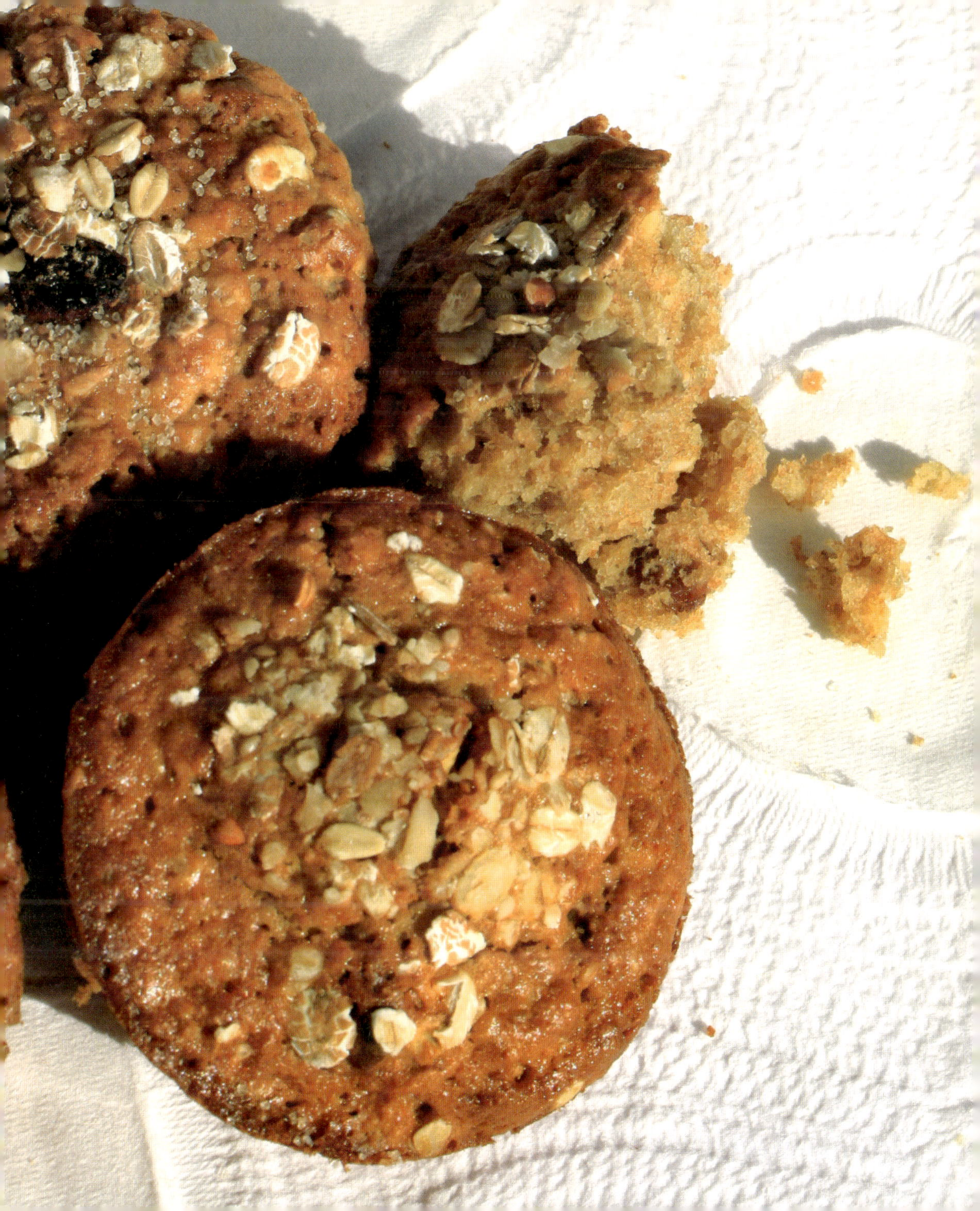

Tartelettes à la mousse d'orange *(sans gluten)*

Pour 4 à 6 tartelettes
Préparation : 25 minutes
Repos : 15 minutes
Cuisson à blanc : 10 à 15 minutes
Cuisson : 25 minutes

Pour la pâte sablée (sans gluten)
150 g de fécule de maïs
100 g de farine de riz
1 œuf
50 g de sucre non raffiné
100 g de margarine végétale ramollie
1 pincée de sel
1 noix de margarine végétale

Pour la garniture
250 g de tofu soyeux
80 g de sucre non raffiné
2 œufs
2 oranges
Le jus d'1 citron
1 cuillère à soupe de rhum
1 pincée de sucre

1. Versez la farine dans un saladier. Jetez-y la margarine coupée en cubes. Incorporez-la du bout des doigts pour obtenir une pâte à la consistance de crumble.
2. A part, battez l'œuf, le sel et le sucre. Ajoutez l'œuf battu à la pâte. Pétrissez-la, puis laissez-la reposer à l'air ambiant
3. Fragile, cette pâte doit être étalée directement dans vos moules à tartelettes préalablement graissés. Le plus facile est de la travailler avec les doigts.
4. Pour éviter que le fond des tartelettes ne gonfle trop, déposez-y une feuille de papier sulfurisé parsemée de cailloux, de haricots ou de riz.
5. Mettez à cuire durant 10-15 minutes dans un four préchauffé à 190°C (th. 6-7). Attention, la pâte ne doit pas colorer.
6. Pendant ce temps, pelez et épépinez les oranges. Coupez deux d'entre elles en quartiers. Tranchez la troisième en rondelles et réservez-la.
7. Placez les quartiers des 2 oranges, ainsi que tous les autres ingrédients dans un bol mixeur. Faites tourner jusqu'à obtenir une mousse crémeuse.

8. Versez la mousse sur les fonds de tartelettes préalablement cuits à blanc. Décorez avec les rondelles d'orange.
9. Enfournez pendant 25 minutes à 195°C (th.6-7), jusqu'à ce que les tartelettes soient bien dorées. A la sortie du four, saupoudrez de sucre. Dégustez-les tièdes ou froides, selon l'envie.

Crêpe XXL aux pommes

Pour 4 personnes
Préparation : 10 minutes
Cuisson : 20 minutes

250 g de farine de blé
70 g de sucre de canne roux
6 œufs
50 cl de lait de soja à la vanille
4 pommes
2 pincées de sel
1 noisette de margarine végétale

1. Mêlez la farine, le sucre et le sel dans un grand saladier.
2. Formez un puits. Versez-y les œufs préalablement battus avec le lait de soja à la vanille. A l'aide d'un fouet, mélangez bien jusqu'à obtenir une pâte légère.
3. Epluchez les pommes, évidez-les et coupez-les en rondelles épaisses.
4. Faites fondre la margarine végétale dans une grande poêle anti-adhésive à bords relevés, et saisissez les rondelles de pommes de chaque côté pour leur donner une couleur dorée.
5. Baissez ensuite le feu au plus doux et recouvrez les pommes de pâte à crêpes.
6. Au bout de 10 minutes environ, lorsque le fond de la galette est doré, retournez-la pour cuire l'autre face. Les plus audacieux la feront sauter, les plus prudents la retourneront sur une assiette pour la faire glisser à nouveau dans la poêle. Toujours à feu doux, faites dorer cette face une dizaine de minutes en surveillant pour ne pas la laisser roussir.
7. Servez dès que la galette est cuite.

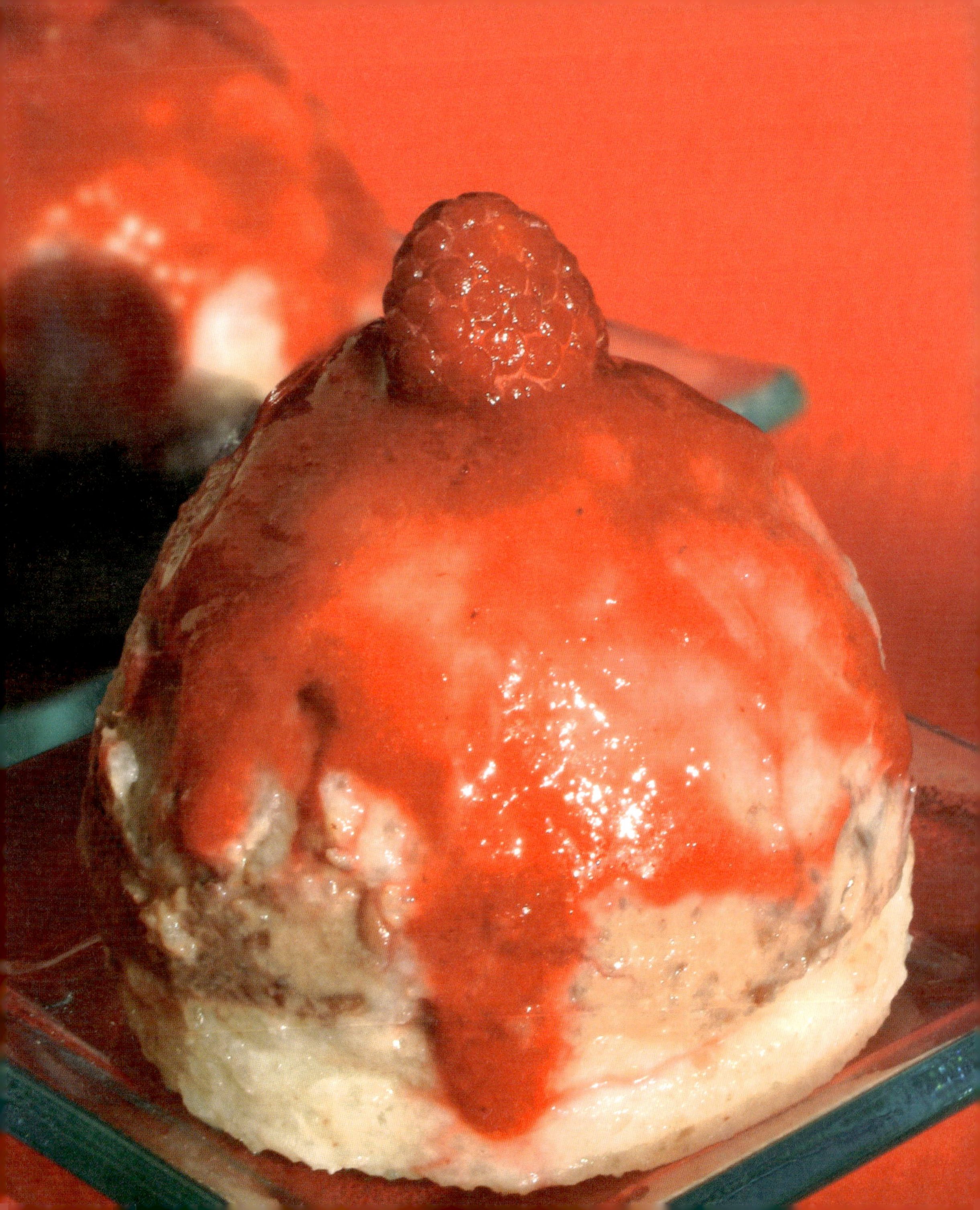

Surprise japonaise

Pour 4 personnes
Préparation : 5 minutes
Cuisson : 10 minutes
Réfrigération : 2 heures

50 g d'haricots azukis (cuits au préalable)
1 cuillère à café de purée d'amandes blanches
3 cuillères à soupe de sucre de canne roux
80 g de tapioca
50 cl d'eau de source
50 g de lait de coco en poudre
4 cuillères à soupe de coulis de fraise

❶ Préparez la purée d'azukis : écrasez les haricots cuits à l'aide d'une fourchette. Ajoutez la purée d'amandes blanches et 1 cuillère à soupe de sucre. Mélangez et réservez.

❷ Dans une casserole, faites chauffer l'eau de source, le lait de coco en poudre, le tapioca et le sucre restant. Laissez cuire 10 minutes à feu doux en remuant à la cuillère de bois jusqu'à l'obtention d'une crème épaisse.

❸ Versez le coulis de fraise dans le fond de chaque verrine. Ajoutez la crème au tapioca en ne remplissant que la moitié de chaque verre. Complétez avec une couche de purée d'azukis. Et finissez par une couche de crème au tapioca. Réservez au frais.

❹ Au moment de servir, démoulez chaque verrine et décorez avec une framboise.

Salade estivale de fruits sous un nuage de crème fouettée à la coco

Pour 4 personnes
Préparation : 15 minutes

500 g de fraises
4 abricots
1 citron vert
4 cuillères à soupe de sucre glace
20 cl de crème de noix de coco

1. La veille, placez la crème de noix de coco au réfrigérateur.
2. Le lendemain, lavez les fraises et les abricots. Asséchez-les. Coupez les fraises en deux et les abricots en dés. Prélevez les zestes du citron et réservez-les pour la décoration. Rassemblez les fraises et les abricots dans un saladier, versez-y le jus du citron et 1 cuillère à soupe de sucre glace. Mélangez délicatement. Réservez la salade de fruits au réfrigérateur.
3. Versez la crème de noix de coco réfrigérée dans un grand saladier. Ajoutez 3 cuillères à soupe de sucre glace.
4. Fouettez cette crème très froide durant quelques minutes, jusqu'à obtenir une consistance bien épaisse. Si la crème peine « à monter », c'est parce qu'elle n'est pas assez froide. Remettez-la au frais un moment avant de la fouetter de nouveau.
5. Servez la salade de fruits dans des coupes individuelles. Nappez de crème de coco fouettée et décorez avec quelques zestes de citron vert.

Tables d'équivalences

Equivalences températures		
Thermostat	Degrés Celsius	Degrés Farenheit
5	150 °C	300 °F
6	180 °C	320 °F
6-7	200 °C	390 °F
7	210 °C	410 °F
7-8	230 °C	440 °F
8	250 °C	480 °F

Equivalences poids		
g (grammes)	lb (livres)	oz (onces)
50	0,11	1,76
100	0,22	3,53
200	0,44	7,05
250	0,55	8,82
300	0,66	10,58
400	0,88	14,11
500	1,1	17,64
600	1,32	21,16
700	1,54	24,69
750	1,65	26,46
800	1,76	28,22
900	1,98	31,75
1000	2,2	35,27

CARNET D'ADRESSES

La Mandorle
(Boissons instantanées aux amandes, noisettes, châtaignes, noix de coco ; crème d'amandes, « eau d'amandes »)
www.lamandorle.com

Le sojami
(Crème épaisse de soja, tofu lacto-fermenté, desserts de riz...)
www.lesojami.com

Soy / Nutrition & Soja
(Lait de soja, crème liquide de soja, tofu...)
www.soy.tm.fr

Jean Hervé
(Purées d'amandes, de noisettes, de sésame...)
www.herve-sarl.fr

SoyBooster
(Machine à laits végétaux : de soja, de céréales et d'oléagineux)
www.soybooster.com

Dans la collection Vivons Bio

L'alimentation bio, Estelle Guerven
Les produits cosmétiques au naturel, Estelle Guerven
La cuisine bio de l'amour, Natacha Duhaut
Mon jardin biologique, Pierrick Le Jardinier
Cuisinons avec les huiles essentielles, Odile Davy, Recettes de Martine Fayolle

BIBLIOGRAPHIE

Soyons moins lait, Nicolas Le Berre et Hervé Queinnec (Terre Vivante).
Comment « enrayer» l'épidémie des cancers du sein, Pr. Henri Joyeux et Dr. Bérengère Arnal-Schnébelen, (François-Xavier de Guibert).
Ecosystème intestinal et santé optimale, Dr. Georges Mouton (Marco Pietteur).
L'alimentation ou la troisième médecine, Dr. Jean Seignalet (François-Xavier de Guibert).
4 groupes sanguins, 4 régimes, Dr. Peter J. D'Adamo (Michel Lafon).
Santé, mensonges et propagande, Thierry Souccar et Isabelle Robard (Seuil).
Alimentation sans gluten ni laitages, Marion Kaplan (Jouvence).
Lait de vache : blancheur trompeuse, Anne Laroche – Walter (Jouvence).
Milk – The deadly poison, Robert Cohen (Argus Publ.).
Don't drink your milk !, Frank A. Oski (Teacher Services).
A good life, Leo Hickman (Eden project books).
Changez d'alimentation. Faut-il manger bio ?, Pr. Henri Joyeux (François-Xavier de Guibert).
Histoire de l'alimentation, sous la dir. de J.-L. Flandrin et M. Montanari (Fayard).

Des mêmes auteurs

Tartes printanières, refaites le plein de vitamines et minéraux, coll. Nature gourmande & bio, Anagramme Ed.
Tartes d'automne et d'hiver, des bienfaits en abondance, coll. Nature gourmande & bio, Anagramme Ed.
Laitages végétaux - Recettes gourmandes et légères, Anagramme Ed.

Béatrice Thibault :
Chocolat bio, délices vertueux, coll. Nature gourmande & bio, Anagramme Ed.
Miels bio, des nectars bienfaiteurs, coll. Nature gourmande & bio, Anagramme Ed.
Du sirop d'érable au sirop de riz, coll. Nature gourmande & bio, Anagramme Ed.

Natacha Duhaut :
La cuisine bio de l'amour - Dynamisez votre sensualité, votre vitalité et votre sexualité !, coll. Vivons Bio, Anagramme Ed.
Toutes ces huiles excellentes pour la santé, coll. Nature gourmande & bio, Anagramme Ed.
Vinaigres - Relevez le goût du bien-être, coll. Nature gourmande & bio, Anagramme Ed.